—原水文化—

您的健康，原水把關

—原水文化—

您的健康，原水把關

—原水文化—

您的健康，原水把關

終生瘦用

211全平衡瘦身法

宋晏仁｜梁惠雯　合著

目錄 contents

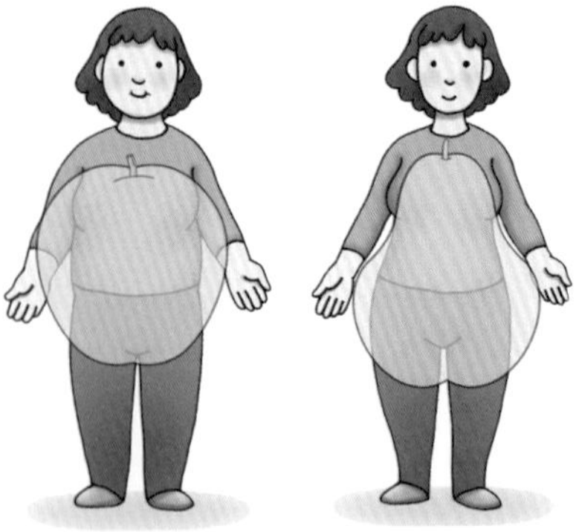

PART 2

人體的進出（I／O）平衡法則：如何進，如何出？

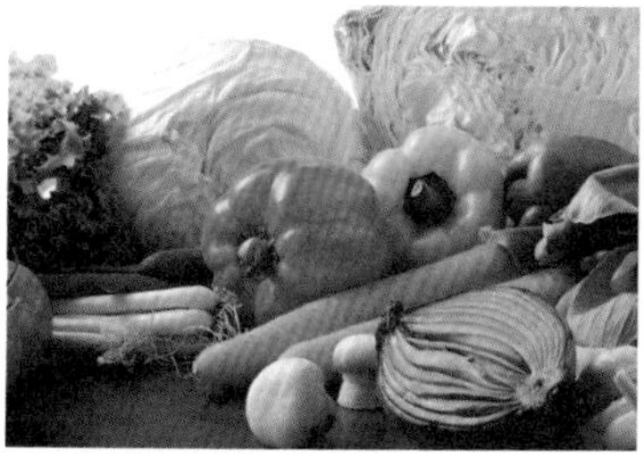

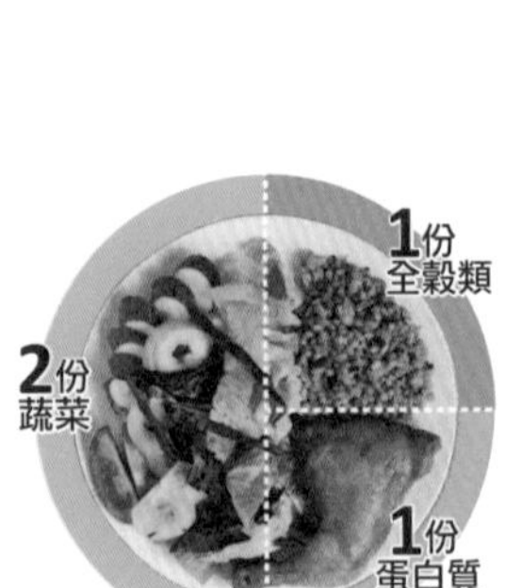
1份 全穀類
2份 蔬菜
1份 蛋白質

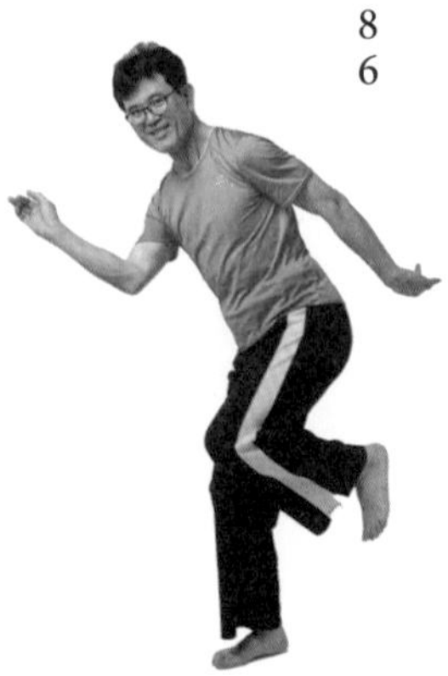

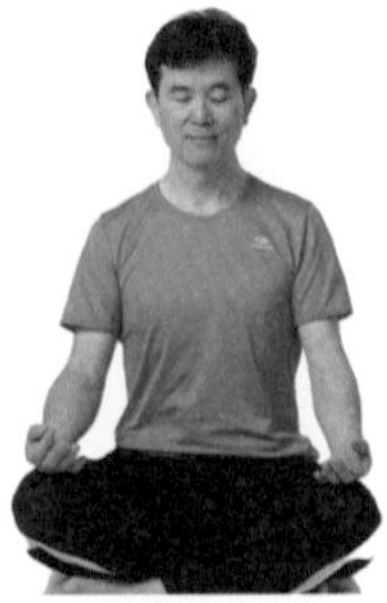

PART 3 食物密碼：食物與身體的對話

PART 4

生與死之間

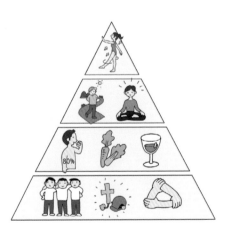

特別收錄

宋醫師的臨床診察

最新增訂

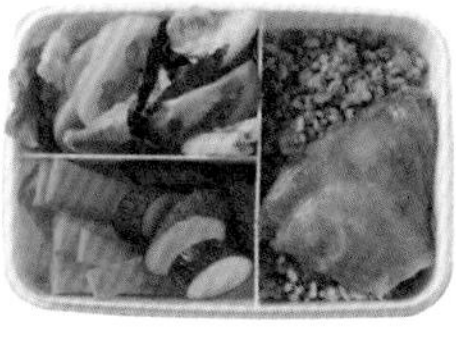

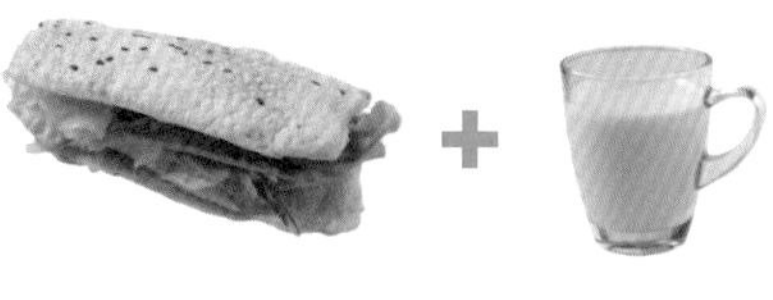

專文推薦1

醫師的魔法瘦身秀

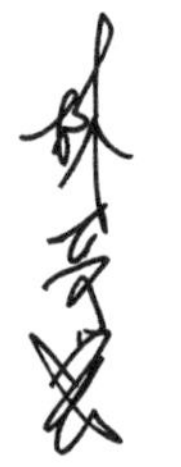

前新北市政府衛生局局長
前臺北市政府衛生局局長
國立陽明大學微生物暨免疫學研究所教授
美國耶魯大學細胞生物學博士

我跟晏仁兄在唸書時期即熟識，他是早我兩屆的大學學長。在校時期，晏仁兄玉樹臨風、風流倜儻、能文能武，是學校裡的風雲人物，眾人矚目的才子。後來因對基礎研究的興趣，又有密切的學術合作，我們私交甚篤，而我之所以會從學界跨入公共衛生行政，也是受到晏仁兄之舉薦。

二〇〇五年他擔任臺北市衛生局局長時，把我「拉下海」，找我擔任市立聯合醫院的教研部主任，之後我更獲郝龍斌市長邀請，隨著晏仁兄的腳步，接下臺北市衛生局局長一職。嗣後再獲朱立倫市長邀請，於卸除臺北市職務後，擔任新北市衛生局局長。

說起這些年來，對晏仁兄身材變化的印象，有幾次「驚嚇」。最早是在一九九五年我剛結束美國留學，返國任職，赫然發現他的身材大了好幾號，從「玉樹臨風」變得「雄偉壯觀」，完全不同於學生時代。幾次同仁聚餐，更驚訝於他的食量與酒量。由於晏仁兄原本就個性開朗，朋友間都說他是「心寬體胖」，不過私底下不免為他的健康有些憂心。

我們在校園內的一群友好同事，經常舉辦聚會，互通學術訊息，同時也聯絡情誼。由於時常見面，其實並沒有特別注意到他之後的身型變化，直到兩年多前某次聚會，一位久未參加的同事突然驚叫，發現晏仁兄的身材明顯變苗條了，這才引起在場所有人的注意，你一言我一語地圍著他問個究竟。

晏仁兄話匣子打開，大方跟眾人分享減重歷程，原來是「健康餐盤」解救了他的肥胖人生！事實上，「健康飲食餐盤」是美國哈佛大學歷時十五年研究，依照現代人飲食習慣所提供的「黃金法則」，建議將每天的飲食組成分為全穀類澱粉、蛋白質、蔬菜水果、水、油等五項重點，如此能讓三餐吃得均衡，也吃進正確的營養。

這套「健康飲食餐盤」理論完全符合我們衛生局推動的健康飲食觀，只是我並不知道，原來也可能達到這麼好的減重健身效果，而晏仁兄的成功就是最佳見證！這當然也要歸功於他的努力實踐。

現代人往往不怕吃得不足，卻患不均（不夠均衡健康），飲食習慣也有許多需要導正的地方；另外，久坐少動的工作型態、生活步調造成的精神壓力，也都是造成肥胖及許多慢性疾病的因素。晏仁兄這本書中，便從他個人從胖到瘦的經驗、哈佛大學健康餐盤飲食原則介紹、營養基因體學、運動對減肥的功效、肥胖致病原因及對生命的影響等，多個面向解析正確控制體重的方法及好處。更重要的是分享他如何「掌握健康主導權」的努力，讀來簡易可行，許多見解獨到且精闢，甚至於在運動之外，還引述科學証據來說明靜坐冥想的減肥效果，令人大開眼界。

欣聞晏仁兄的新書付梓，在資深醫藥記者梁惠雯小姐的潤筆之下，將深奧的醫學知識，用最貼近民眾的方式撰述，相信一定能帶給讀者極大助益。謹以此文表達我誠摯恭賀之意！

專文推薦2

一本改變人生的絕佳好書

許仁昌——美國杜克大學遺傳學教授

我以無比愉悅的心情來為宋晏仁教授所寫的這本重要、可讀的好書作序。

宋晏仁教授所著《終生瘦用211全平衡瘦身法》這本書，充分反映了我個人在這二十多年來，見證他從個人親身減重經歷、對科學方法的研究試驗、實用有效步驟的歸納，到臨床上的成功實證。在閱讀這本書的同時，不僅為宋教授的真知灼見喝采，也激勵我立刻參照本書的方法進行減重，因而從一位見證者，成了追隨他的實證者！

我認識宋教授超過二十年了。當年我們一起在史丹福大學做研究，實驗都會進行到深夜，肚子免不了有點餓，於是我們就結伴開車到鄰近山景城的廣式飯店，放縱的大吃一頓宵夜，算是忙了一整天後對自己的犒賞。像這樣的深夜大餐，偶爾吃一次也就罷了，但那時我們幾乎夜夜為之，完全不計後果。結果，我們兩人的體重皆日益攀升，嚴重地傷害了健康，直到今天都還在努力扭轉中。

市面上充斥著各種減重指引與減肥食譜，但是宋教授這本書卻截然不同，值得每一位想要減重的朋友來閱讀、運用。我甚至認為，每位從事體重管理的專業人士，也都可從本書中找到各種減重方法的科學依據、觀念架構，以及各種實用的技巧，來幫助客戶達成減重目標。最重要的是，這本書的經驗分享，具有高度激勵作用，可以幫助你克服減重過程中的各種難關。

為什麼我這樣說呢？首先，宋教授是一個成功的科學家，他用最淺顯的文字，把這些知識與觀念，轉化成清楚可行的步驟，讓每一個人可以簡易地執行。其次，宋教授自己實地運用了這些觀念與方法，成功地達到減重目標，還幫助了許多人控制體重。而且他曾經歷過肥胖之苦，深知減肥的陷阱與障礙，因此，這本書可說是結合了「病人」與「醫師」的雙重觀點與經驗，更增加其實用性。

第三，本書介紹了許多新穎而有用的減重觀念。舉例來說，運用哈佛大學「健康餐盤」概念來估算食物的份量與配比，不必麻煩地去計算熱量或稱重，容易於生活中執行，增加減重的成功率。我尤其喜歡他說：「蔬菜才是主食」，顛覆了傳統米麵為主食的觀念；另外，他強調優質蛋白質對體重控制的重要性，以及醣類的許多不良生理效應——包括改變攝食行為、增加覓食次數等，更是令人驚嘆於食物的神奇影響力。

總之，這是一本可以改變你人生的絕佳好書。我自己在讀完之後，立即著手將書中所寫的觀念與方法，應用在我每天的生活與飲食當中，來控制體重，增進健康。我鄭重地建議你，趕快拿起本書，細細閱讀並開始減重，相信很快就能跟宋教授一樣，重新掌握你的健康人生！

專文推薦3

健康有效、不餓肚子的瘦身妙法

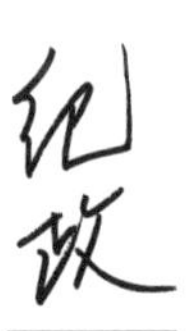

一九六八奧運跨欄銅牌
財團法人希望基金會董事長

我熱愛運動，也熱愛美食。年輕時，我充滿活力，身形勻稱結實，因為運動，讓我長年維持很好的體態，我一向以為自己有金剛不壞之身，以為永遠吃不胖，坦白說，我很少節制飲食，不忌口的下場，不僅讓我開始逐漸發福，甚至連「糖尿病」都不著痕跡的找上門來！

二〇一三年十二月，我拿到一份體檢報告，那正是一記當頭棒喝，我的糖化血色素竟高達百分之十一・一（標準值為百分之四・六、超過百分之六・五即為糖尿病）。醫生告訴我是糖尿病的病患，而且相當嚴重，必須立即服藥治療，甚至需要接受胰島素注射。當時，除了震驚自己的身體狀況之外，對於注射胰島素心存抗拒，所以選擇口服藥物控制病情。

不料，服藥一個月之後，糖化血色素雖降至百分之九・九，卻讓我渾身不適，尤其胃部極為不舒服，偶爾還會因低血糖，出現噁心、冒冷汗、發抖、手腳無力……等情形，我真是苦惱極了。我的第一任機要祕書情如姊妹的畢璐鑾教授，推薦我請宋晏仁教授級醫師看診。他專精於家庭醫學，會從更全面的角度來治療各種慢性病症。

二〇一四年元月底，我第一次見到宋教授，他仔細地審閱我的病歷，了解我對某些藥物引發的不良反應，就很誠心地建議我，「如果不想服藥，可以考慮減重」。我當時不解，「糖尿病跟減重有什麼關係？」宋教授耐心為我解釋，並提供一些文獻，詳細說明減重對於糖尿病控制上的重要性。我聽了之後，當下就決定「減重！」我心想，「我是個專業運動員，減重對我而言何難之有？」所以依靠著自己的方法，我努力節食、日日量體重，狠狠地在三個月內減了八公斤。三個月後回診，抽血驗血糖，結果糖化血色素一口氣降到百分之六．七！我大受鼓舞，再繼續節食減重。又過了三個月之後，體重再減四公斤，比六個月前，總共少了十二公斤。

回診的日子到來，我再度到台北榮總家醫科找宋教授複診，當時糖化血色素降到百分之六．二，幾乎就要恢復到正常值了。我非常慶幸自己能在短短半年內不依賴藥物，就克服了糖尿病的威脅，恢復到幾乎正常的狀態，而宋教授的耐心解釋病情與同理心（願意為病人提供更適當的治療策略），讓我非常感激。這段時間，我見證了體重過重或肥胖對於身體健康的危害，也能證實減重對糖尿病的治療效果是相當明確及有效的方法。

後來幾次門診，看到宋教授自己變得越來越苗條，感覺「有事在發生」，但總不好意思直接問個明白。直到幾週前，宋教授告訴我，他即將出書分享他減重的心得與方法，而且是受了我這案例的「啟發」，才開始執行減重。當初他是依據學理給我建議，對於減重方法並無深入研究。我這才明白，為何先前宋教授只建議我要減重，卻沒告訴我該如何做？看了他的書之後，我發現他採用的是「２１１全平衡瘦身法」。

我推廣健康運動多年，也希望民眾能夠用最正確、健康的方式，來控制自己的體重，讓身體恢復健康狀態。現在看到宋教授的「２１１減重餐盤」，反而是我大受「啟發」，決心開始遵循這個健康有效、不餓肚子的瘦身妙法，改變長久以來錯誤的飲食習慣。歡迎大家一起來減重！

專文推薦4

專業、淺顯的正確減重之道

陳明村——尹書田醫療財團法人書田泌尿科眼科診所執行長

康乃爾大學微生物、免疫學博士來教人減重，宋晏仁醫師大概是國內第一人！宋醫師不僅長年浸淫基礎醫學研究，還曾歷任國立陽明大學副校長、臺北市衛生局局長、行政院衛生署副署長等重要職務，最後又回到最基層的家庭醫學領域來服務。如果不是因為他長達二十年的肥胖經驗，最終減重成功，恐怕很難有此體悟，更難能可貴的是他放下教授與醫師的矜持，以親身體驗告訴大家體重控制對身體健康有多麼重要。

隨著時代演進，飲食習慣、食物加工方式等因素，深刻地影響著人類健康，而食物與健康之間的關係也日漸受到重視。肥胖已不只是表淺的外觀美醜問題，而是一種需要「積極控制」的「疾病」，因為它所帶來的後遺症太多，必須由飲食、生活習慣加以改變，才能從根基來杜絕肥胖上身。

坊間流傳的減肥法與體重控制方式千百種，有些以訛傳訛，有些嚴重傷身。宋醫師以其醫療專業及親身經歷告訴你：影響肥胖的因素、基因如何影響體型、如何正確的攝取、進出平衡觀念、肥胖與死亡之間的關係等，用淺顯、白話的方式，導正民眾的錯誤認知，並大方分享他健康瘦身、不復胖的「高度機密」。

從前的宋醫師因壓力及錯誤飲食方式飽受體重過重的折磨，減重路上也是「屢戰屢敗」，痛苦不堪。好在他認真學習新知，瞭解到營養成分和人體生理之間的關係，進而掌握了有效減重的主控權。近來，他甚至進一步考取了健身運動協會的體適能指導員證書，想要從運動角度探索更多的瘦身之道，以幫助民眾獲取更多健康，這是相當令人敬佩之處。

梁惠雯小姐則是資深醫藥記者，擁有相當專業的相關知識及妙筆生花的能力，透過她筆下，本書呈現方式通俗、易讀，讓讀者有更高的吸收力，並達到傳遞正確資訊的目的。僅以此文恭喜宋晏仁醫師、梁惠雯記者的大作出版，使你、我都能一同受惠。

作者序1

成功減重，翻轉人生！

很多人感嘆，減肥好難！即使是醫師，也未必知道如何做，我自己就是這樣。肥胖纏身二十餘年，長年疲憊痠痛，過著上班時強自振作、下班後萎頓不堪的生活。好幾次體檢報告滿紙紅字：高血糖、高血脂、高尿酸、脂肪肝……，驚嚇之餘，趕緊減重。一開始還仗著自己學醫，認定減重不就是少吃多動？於是節食、偏食、斷食、代餐，加上暴衝式的強力運動。三分鐘熱度一過，幾週不見效，就球鞋高掛，體檢報告往抽屜一擺，又依然故我，任其所以，坐等「心血管疾病死亡風險」一步步逼近。

我的病人也有很多三高、四高的（高血壓、高血糖、高血脂、高尿酸）。依據臨床指引，治療這類代謝性疾病，首在控制體重、改善生活習慣。所以遇到病人剛好有肥胖問題的，我都會對他們說：「要控制體重喔！」通常他們會以疑惑的表情看著我（醫生，你自己那麼大隻……），我則趕緊旁顧左右，交代用藥，請下一位病患就診。

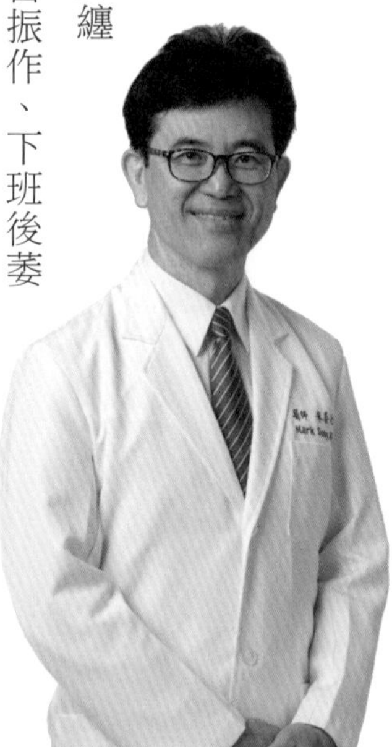

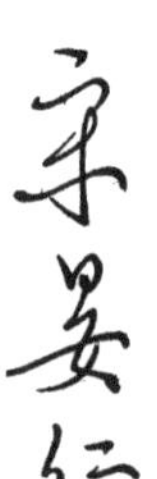

那時我對減肥並無具體信心，只是依據臨床指引照本宣科。直到一位很偉大的運動員——紀政女士——經好友介紹來我門診，因體檢發現血糖爆高，服用降血糖藥物後噁心不適，問我有無不必用藥的方法，我很心虛但誠懇地建議她「減肥」。

紀政女士畢竟是一位傑出的運動員，以鋼鐵般的紀律生活，三個月內減了八公斤。而她的血糖，也奇蹟似的在三個月內明顯進步。又過三個月，她體重再降四公斤，血糖恢復到接近正常，不需再用藥。

這個結果給我極大的震撼，原來減肥不是只有改善或加強疾病的控制，而是有扭轉病程、恢復健康的功效，比藥物治療更有效。只不過她所用的方法是積極節食，雖然有效，但是比較辛苦。我有自知之明，而且以前也嘗試過，知道這對我是不會有效果的。

後來在某個學術會議裡聽到哈佛大學的「健康飲食餐盤（Healthy Eating Plate）」，就開始嘗試。之後又接受了肥胖症專科醫師訓練，融入營養與代謝醫學的觀念，將健康飲食餐盤略作調整，成為本書要推薦給讀者的「211平衡餐盤」（又稱「211減重餐盤」），並且身體力行，沒想到僅短短六個月，就讓我成功減重！

更重要的是，多年來健康檢查的異常消失殆盡，可說是恢復了健康，精神、體力也更好，全身舒暢。有一次和太太聊天，我突然有感而發：「好久沒有覺得這麼舒服！」甚至在體脂計上，也顯示生理年齡大逆轉，居然年輕了近十歲！截至目前為止，三年多來，我據此方法即輕鬆地維持體重與健康，即使偶爾吃幾頓大餐，或在開會、旅遊時胡亂吃了幾天，體重微幅上揚，但只要遵從健康餐盤的原則，最多一週就能回復目標體重。

我這才發現，**原來減肥不是難事！**只要吃對食物、動靜得宜，如果還能多了解一些肥胖影響病痛與生死的奧祕，那麼要長保健康與活力，打造易瘦體質，維持理想體重，其實一點都不困難。

２１１全平衡瘦身法

本書從我個人的減肥經驗談起，包括一再失敗的節食代餐、中西藥，以及我自認是愉快美食但其實是慢性毒藥的飲食習慣，最後分享我成功甩掉近二十公斤的健康飲食與運動內容，供讀者參考。但我更**希望讀者從本書中得到的，不是我的減肥食譜或運動處方，而是減肥成功、維持健康的真正關鍵：養成一個適合你自己、可以終生執行的健康生活習慣。本書所描述的「２１１平衡餐盤」，事實上，就是一個可以終生奉行的飲食原則。**

這個餐盤的比例與哈佛大學的健康餐盤略有不同，配合我在書裡要與讀者分享的瘦身概念，我把它命名為「２１１全平衡瘦身法」，而我這個餐盤，就稱為「２１１平衡餐盤」或「２１１減重餐盤」。

減肥食譜坊間隨處可得，書中分享的是我依據原則所準備的實際料理內容。但我畢竟不是廚師或營養師，我的美食未必合所有人的口味。然而從我的病人及減重班學員的減肥成績來看，我有十足把握，只要按照本書所說的原則來吃，一定可以順利減重，養成易瘦體質。因此我把更多心力，放在說明我的飲食搭配背後的原則與原理，這樣的話，讀者只要掌握了原則，就可以自在調配自己喜歡吃的食物，而且我的飲食配搭原理，大部分都是有科學證據的，必要之處我會註明原始文獻出處，少部分屬於我個人心得的，也都會明白指出。

有些夜班族讀者對於進餐時間的困擾，我在增訂版中針對這個問題提出一些建議，希望能對夜班族有所助益。

此外，運動當然是減肥不可或缺的部分，但是有些運動難度高，不見得適合每個人。我喜愛各種運動，也取得了C級體適能健康教練的證書，但我還是以一般人的角度，分享一些我自己試過的有效、簡單的運動方法。

本書是野人獻曝，將個人減肥經驗、肥胖醫學的觀念，以及重獲健康後的人生體悟，如實分享。書中理論雖力求正確，難免有疏漏之處，誠望讀者不吝指正。本書寫成要特別感謝我的妻子、女兒支持，讓我在廚房胡搞之餘，還允許我把這熟男故事寫出來。還要感謝書田診所陳明村執行長的支持，讓我有清幽的寫作環境。書田診所謝洹棋小姐的友情支持，更是讓我銘感五內。最後要謝謝我的寫作伙伴梁惠雯小姐，若非她無盡的耐心與精彩撰文，本書絕無法完成。

作者序2

不只減重，更是可落實於生活的健康法則

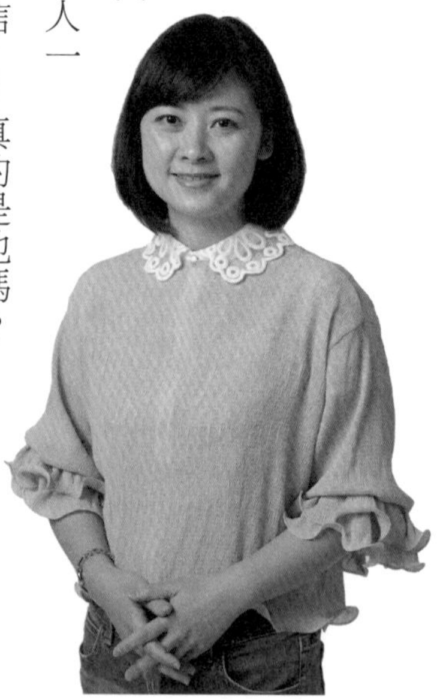

「這是宋醫師？」

揣度著眼前這個人，心裡默默浮現出一堆問號，而我的反應事實上就和許多久未見到宋醫師的人一樣，對這個看似眼熟，卻又完全不像的人總是無法相信——真的是他嗎？

這是我第一次為了討論出書的事，在診間和宋醫師碰面時出現的場景。過去我對宋醫師的印象和大家一樣，多是在他擔任臺北市衛生局局長及衛生署副署長期間，在媒體上出現的樣子。

那時的他體態相當「壯碩」，一七七公分的身高，搭配近九十公斤體重，擔任行政首長看起來「金有板（台語，架勢之意）」；然而外界不知道的是，鏡頭下的他，健康其實已亮起紅燈，外加公務繁忙，根本沒能好好照顧自己的身體，甚至一度在長官關愛的眼神下，嘗試使用減肥藥長達一年，體重數字卻照舊不動如山。

在我採訪醫藥新聞的多年經驗裡，減重失敗案例不勝枚舉，對許多飽受肥胖困擾的人來說，找到一個真正有效的方法是何其重要與幸運。我很感謝宋醫師在計畫出版此書時，願意讓我參與其中，也敬佩他能拋開白袍光環，毫無保留的揭露自己過去那段黑暗人生，並貢獻出他個人對抗肥胖的寶貴經驗，這在醫界是相當罕見的。

撰寫這本書的時候，我親眼見識到宋醫師對「吃」這件事的極度自制。有時我們工作到中午，他會很不好意思的說，「對不起，我沒辦法跟妳一起吃飯，因為我有帶自己的餐盒。」這對一般人來說，可能會覺得有些不近人情，難道「跟工作伙伴一起吃頓飯需要避諱？」說不定心裡還會覺得，「你這大醫師也太小氣了，自己帶餐盒是不是怕請客？」

然而就在幾次相處之後，我終於知道，上面這兩項猜測都是錯的（記者有愛觀察的職業病），因為宋醫師拿出來的餐盒，並不是什麼私藏好料，也不是什麼珍貴食材，盒裡盛裝的就是他依照「211平衡餐盤」原則所搭配的食物，大多是一大盒生菜、少許水果，加一大塊肉類作為蛋白質來源，以及部分五穀類，真真正正從生活中落實他的健康飲食，徹底改變生活習慣，而不只是嘴上說說或紙上談兵而已（比較熟了之後，宋醫師甚至會親切的說，如果我喜歡，也可以幫我準備一份，顯見他絕對不是小氣～）。

還有個例子是，有天我們約在朋友的咖啡廳工作，朋友好意招待我們吃鬆餅，宋醫師一方面謝謝她的好意，一方面也委婉的告訴店家，他不能吃這些東西，原因並非東西不好吃

（我可以證明那水果冰淇淋鬆餅有多美味）、也不是嫌棄，而是他有飲食限制。這些情況，相信在我們每個人的日常生活中都曾經發生，並不特別，但是在面對「抉擇」時，絕大多數人往往是毫無考慮、甚至絲毫不掙扎的全給吃下肚，能像宋醫師一樣堅持到底的並不多！而我知道，這些都是在他經歷了慘痛的生死交關衝擊後，所換來的徹底反省與體悟，立場才能夠如此堅定。

能有一位醫師站出來告訴你：「醫師也是人、醫師也會胖！」我想，你、我心裡都會好受多了！這本書裡，宋醫師不談高調，他以親身經驗告訴讀者：「肥胖不是你的錯！是環境造成的」、「減重不必算熱量，『食物組合』更重要！」、「光是靜坐就可以促進減重效果」……，和坊間餓個半死、累個半死的減重法相較，這樣的方式，你會不會覺得容易得多？應該沒有任何理由再繼續放任自己了吧？

幾個月來的採訪與撰寫，我自己也從中學習到很多，導正陳舊觀念外，更發現了許多驚人的事實，**原來「糖癮比毒癮還可怕」、「想減重，就要把麵包丟掉」、「水果裡面的果糖也會形成脂肪」，這些觀念如果不釐清，當然怎麼吃怎麼胖。**

有句話說，「You are what you eat.」你怎麼吃，你的身體就會變成什麼樣子。不論是否要減重，**本書所傳達的是一種「健康飲食」的觀念，能讓我們的身體藉由正確飲食方式重新「洗牌」，幫助我們變得更健康！**（就算你不需要減重，在食安問題越來越嚴重的現代，許多疾病因著「吃」而發生，你能說吃不重要嗎？）

　　最後，再次感謝宋醫師給我這個機會參與本書撰寫，也要謝謝一路以來支持、協助的親友們，更要謝謝原水出版社的出版、發行，讓這本書得以順利問世。期待這本書能帶給大家許多收穫，一同來省視我們的飲食內容——回歸天然及原型食物，避免加工品一點一滴吞蝕你我的健康！

前言

肥胖人的告解——「瀕死」經驗的覺醒！

我從大學畢業後，就開始裹著一身油滋滋的皮囊，過著隨性放任的生活。平時我咖啡、可樂不離手（一方面是喜歡那香味與甜味，另一方是因為提神的需要），遇到忙碌、疲累、壓力大時，就用美食作為補償。有段時間，我受焦慮、失眠所苦，一度使用酒精、安眠藥來催眠自己，身體被摧殘到每天上腹灼熱、胸部發悶、嘴裡苦苦的、腦袋昏昏的，那種虛脫狀態讓我感覺——隨時要見閻羅王了！

「走樣」的生活，也造就了我日趨「走鐘」的體態。最胖的時候，體重計上的十位數字出現「9」，那時我彎腰看不到腳，連走路都會喘。有一天，我胸口發悶，呼吸急促，進了急診室，同事幫我做心電圖檢查，結果發現我的心肌缺血，心臟電位低下，心室出現不整脈（心室早期收縮），這表示心臟出了大問題，隨時都可能「罷工」！那一刻我驚恐地發現：死亡，竟然離我這麼近！然而我正當壯年，還有一大堆理想抱負、未完成的夢想……，而且我怎麼捨得放下親愛的家人呢？

你是不是跟我一樣，「死到臨頭」才開始覺悟？又或者你認為現在的自己只是「稍胖」，沒有那麼嚴重？那麼我要告訴你，肥胖對於健康的影響絕對比你想像的多更多，而你每天吃了哪些食物、有沒有適當的呼吸、有沒有規律的休息及睡眠、有沒有足夠的活動等，都會讓你的身體發展隨之「變形」，影響力也比你想像的更加巨大。

知名運動家紀政女士來到我的門診，讓我幫她控制血糖，竟是改變我人生道路的啟發點（但她自己並不知道）。我看到她成功的藉由體重控制，讓血糖幾乎回復正常，不必再使用藥物後，便開始認真對待自己的肥胖問題。二〇一四年我嘗試使用「２１１平衡餐盤減重法」，半年內順利將體重從當時八十七公斤減至七十四公斤，ＢＭＩ維

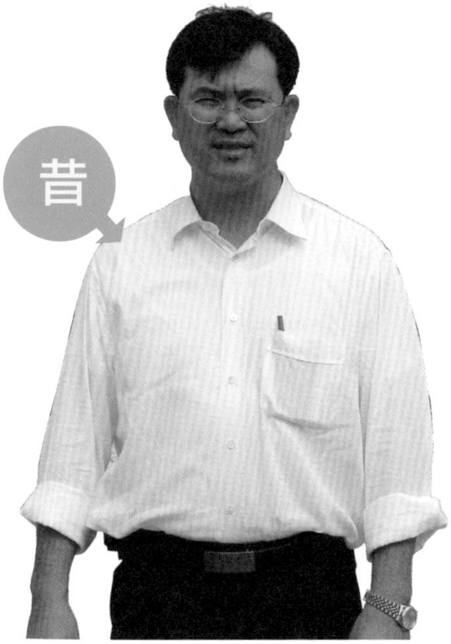

曾胖到 92 公斤

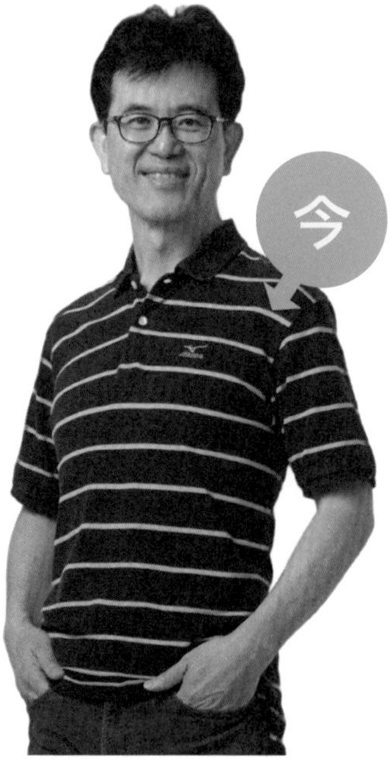

減重後 73 公斤

持在二十三．六至二十四．一之間，至今三年多來都不曾復胖，體重甚至持續往下掉。

我認為，減重並不難，只要你瞭解原則且方法正確！這一路上有汗水、有淚水，更見證了我個人及許多人的生死因緣。身體是神的殿，我慶幸自己能夠扭轉命運既定的軌道，為神重新奪回健康的掌控權。

「成功減重」扭轉了我的人生，讓我從「死裡逃脫」，在此與您分享我的故事，希望能讓更多人獲益！

PART
1

｜以境修身｜
環境與肥胖

肥胖是怎麼造成的？可能是天生的、可能是後天的。

很多時候「後天因素」甚至會強過於你的「天生體質」，包括你來往的朋友、環境等。不要懊惱父母沒給你好基因，更不用責怪自己意志不堅定，因為「生活」才是掌握一切最重要的關鍵，你必須找到影響自己的「根源」所在，否則所有努力都有可能被無情摧毀。

人都有軟弱的時候

還記得年輕時那些美好的日子嗎？我們充滿了活力，每天都很快樂，更重要的是，我們怎麼吃都不會胖！在那些日子裡，可以吃很多「垃圾食物」，對於喜歡吃的東西似乎也可以肆無忌憚的享用。吃完之後，了不起心裡有一些罪惡感，但在我們身上並不會留下任何傷害的痕跡，最多是體重上升個一公斤吧？就算是多個二、三公斤，幾個星期後，可能又會恢復原來精壯、苗條的身材。

在那個美好的年輕歲月裡，「減肥」這件事感覺像是我們嘴上喊喊、故意裝可愛的口號而已！記得我讀醫學院六年級的時候，跟班上一位同學非常要好，他的體重接近一百公斤，有一天他突然要我陪他一起減重。我一時興起，欣然答應，便相互約定在減肥期間所有活動都要加上「減肥概念」以示決心，包括我們一起喝「減肥茶」、晚上熬「減肥夜（我們當時認為，熬夜不睡可以消耗熱量，所以撐著不睡覺在下「減肥棋」），白天如果醫院沒事，我們就打「減肥球」、去游「減肥泳」……。

幾個月下來，他的確從九十幾公斤減到七十幾公斤，而我呢，說來好笑，我竟只從六十二公斤減到六十一公斤！當時我其實還算瘦，並沒有真的要減肥，但這結果卻引起了我的好奇，兩個人同樣做所有號稱減肥的「勾當」，他減了下來，為何我沒動靜？這可說是我對人體體重調節「玄機」產生興趣的開始（只限於那個當下，後來我仍停留在有興趣，卻未付諸行動的階段）。

年輕的時候，我們常常覺得自己永遠吃不胖，可是有一天情況改變了！那個吃完大餐之後的二、三公斤，變得有點甩不掉，直到褲子實在太緊、腰帶也繫不住時，多數人的解決辦法，並不是開始檢討飲食問題，而是——去買一條新褲子！之後，仍舊我行我素，照常享用美食，硬是不相信自己會吃胖。

總有一天，這樣的自我麻醉會被事實摧毀。以我而言，這個時間點來得不晚，就在二十七歲，我退伍進入醫院當住院醫師之後，體重開始慢慢向上攀升，跟許多人一樣，「發福」似乎都是在進入職場之後。

為什麼在進入職場後就會變胖呢？理由很簡單，相信你也可以回答得出來。進入職場就不像學生時期有這麼多活動的時間，上班時間很規律，吃飯時間大部分也是非常規律——「規律的不定時」。至於吃的食物內容，不能像學生時期那樣有多元的選擇，反而受限於職場環境吃一些固定的外食，其中最常見的就是「便當」。

我當年在外科病房，每天中午都是吃開刀房的便當，而且都是在早上的刀做完之後才有時間吃，這個時間大約是在下午一點半以後了。我相信有很多上班族的情況也跟我類似，早上的業務非常忙碌，午飯往往拖到一、兩點才吃，有時還可能因為過了用餐時間，肚子非常飢餓，一次就吃下兩個便當的量。接著，由於午餐被延誤，晚餐也跟著拖到很晚才吃。

我當住院醫師的時候，忙完病房的事經常都已經是晚上七點以後，而吃完晚飯的時間大概都接近九點鐘了。如果運氣好，可以在午夜的時候上床睡覺，這中間的差距大概也只有二、三個鐘頭，同時也不太可能有時間去從事體能活動，把多餘的熱量消耗。就這樣，日復一日，我們雖然很想跟年輕時一樣活躍與快樂，但現實生活就是讓我們每天攝入的熱量遠多過於消耗的。

羅馬不是一天造成的，只要每天多吃一口……

實際算給你看：我們每天只要多吃 100 大卡，或是有 100 大卡的熱量沒有消耗掉，每年就可能會增加 1 至 2 公斤，10 年就是 10 至 20 公斤，這樣的數據很驚人吧！那麼 100 大卡是多少呢？一根中型香蕉大約是 100 大卡、半碗飯就大約有 140 大卡，而一片白吐司也是 140 大卡，所以你看，真的不需要太多額外的熱量就可以造成很嚴重的後果！

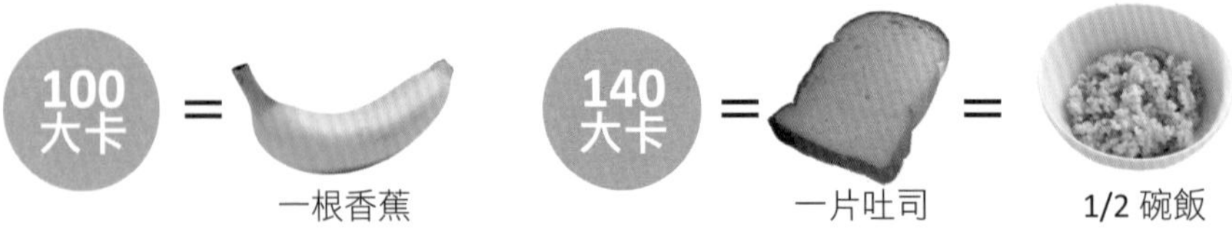
100 大卡
=
一根香蕉
140 大卡
=
一片吐司
=
1/2 碗飯

這中間到底是發生了什麼事？又做錯了什麼？坦白說是因為——我們似乎被環境綁架了！而年輕時有無限豪情壯志的我們，竟也變得非常順服，沒有抵抗環境的意圖，甚至還越陷越深，讓這種明知錯亂的生活方式，帶著我們一步一步的來到今天。

今天的你是如何呢？今天早上你照過鏡子了嗎？我年輕的時候很愛照鏡子，不是因為欣賞自己，而是我的父母告訴我要服裝整齊。那時的我，身材尚可，鏡中人看起來也不會顯得可憎。可是就在我當住院醫師之後，我逐漸不敢坦然面對鏡中的人影，總覺得鏡子裡那個人的形象離原來的我太遠。

不知道你是否也有這樣的時候呢？其實這些都是人性的正常表現，**每個人都有軟弱的時候**。很多時候，明知某些生活方式是不健康的、是錯誤的，卻依然故我，沒有決心去做改變，甚至當我們下了一個決心，也很容易就放棄了，尤其在減肥這件事情上。

我自從發胖之後，不知悄悄的立下多少決心，常常早上起床時對自己喊話：「今天就是絕食日！」然後很有決心的只喝水就出門，而且還在心中幻想著：「這一天的絕食一定會讓我變得很苗條，或者至少能少個一、二公斤吧！」然而等到中午，只要同事們喊一聲：「一起吃午飯囉！」或者開刀房傳出：「便當來了！」的召喚時，我就立刻兩腿發軟，點頭叫好，高高興興的去吃了午飯，吃完，當然又是另外一個後悔的開始。

曾有幾次，我真的發了毒誓，還邀朋友作見證，在兩個星期到兩個月不等的時間裡，非常節制的控制飲食，並且略盡棉薄的做點運動，這樣的努力有時會有一些小成績，例如兩個星期瘦個三公斤，或兩個月瘦個五公斤之類的，可是說也奇怪，節食期一結束，體重彈回來的幅度和速度經常會把自己都嚇壞了！我曾經在撐了兩個星期的節食後，瘦了三公斤，但一恢復飲食，竟然兩天就胖回四公斤，我是學醫的，對於人體的這種奇妙功能，我只能說這真是上帝的奧祕啊！

不知你是否也曾經有這樣的疑惑——**為什麼減肥這麼難**？但儘管明知減肥這麼不容易，也明知肥胖的身體讓我們不敢面對鏡子，甚至還有一點點逃避人群的傾向（每次在拍團體照時，都躲在後排只露出一張臉），但是卻從來沒有拿出真正的行動來改變這種情況，直到健康「紅燈亮起」……。

什麼時候我們才會認真面對？有很多人，包括我自己，真正下定決心減重是在體檢報告出現紅字的時候，有些更固執的人，還得要等到身體出現症狀，比如關節痛、糖尿病或者胸口痛時，才會意識到體重過重對身體的危害。

的確，人都有軟弱的時候，俗話說，「不見棺材不掉淚」，我們似乎總要等死亡的陰影開始逼近時，才會警覺到必須做一些改變。糟糕的是，等到需要做改變的時候，又往往不知該怎麼做才正確，甚至可能會以為「為時已晚」而放棄不做。

體重控制難在找對方法

為何減肥這麼難？相信這是所有被體重困擾的朋友共同的心聲。其實，這也是一本書的名字，並且是肥胖症專科醫師核心訓練的建議讀物，英文原著標題是《Fat: Fighting the Obesity Epidemic》。

它不是一本減肥指南書（相信你早就發現，大部分減肥指南都無效），反而是要告訴你，為何大部分的減肥方法會失敗。作者全面性回顧了 19 世紀以來有關肥胖的重要研究，讓讀者瞭解導致肥胖的諸多原因：

1. 肥胖絕對不是只有個人意志力薄弱的問題，此後**你不需要自責**。
2. **行為層次：**吃太多當然是個問題，但怎樣叫做太多？同樣份量的食物，為什麼他怎麼吃都不會胖，而我就不行？為什麼年輕時吃不胖，才隔幾年，同樣的食物就會肥死人？
3. **心理層次：**愛在心裡口難開，禮教束縛、性壓抑居然也會導致暴飲暴食？
4. **生理層次：**搞了半天，原來我們的腦部有個體重「設定點」，無論我們如何節食，體重最終還是會回到設定點。（這也太無奈了吧！）

可惜這本書的中文版已經絕版了。我把書的內容摘要告訴你，是想要讓你知道，依據肥胖研究百年來的歷史發現，體重控制的複雜度其實遠超過你的想像，絕對不是「少吃多動」這麼簡單，想靠一顆神奇藥物或一本食譜來達到減肥目的更是緣木求魚。

但是，在這本書裡我想分享的是，如果你能知道我們的**食物就隱藏著塑造體形的祕密**，你就有機會克服意志、心理與生理的各種障礙，長久地維持曼妙身材。

經常有很多人會懊悔，為什麼沒有早一點做改變？這其實不是我們的錯，我們和一百多年前的人們最大的不同，是食物的內容與取得方法發生了改變。這一百多年來，隨著科技進步，讓食物或食品的生產製造變得豐盛、大量而精緻，我們不再像古人需要打獵、耕作等做很多的勞動，並且花相當多的時間準備食物（就像古人要打獵，我們可能只需要打個電話叫外賣，就可以快速、便利的取得食物；古人要耕作，我們現在了不起就是走路到巷口，尋找便利商店……）。

再看看我們吃的內容吧！現代的食物真的比以前好吃，我相信，祖先們如果來到現代，也一定會稱讚我們的食物很好吃，而我也相信，如果他們活在現代也同樣會變胖！這問題顯示了，**「胖」其實並不是我們的錯**，人們對於食物的需求並沒有改變，而是環境發生了巨大變化，使我們的身體根本無法應付它。

肥胖不是你的錯?!

✦肥胖陷阱：無所不在的誘惑

我們的生活環境，幾乎隨時隨地可見潛藏的「肥胖陷阱」，從冰箱裡儲存的食物、平常上班的路線，到四周充斥著各式各樣不健康的美食誘惑等，只要一不小心，就會讓你墜入萬劫不復的深淵。

一早起來，不論是西式或中式早餐，一般人吃的不外乎是三明治、三角飯糰、麵、稀飯、燒餅油條等，這些食物的共通性是非常容易取得，卻也含有高量澱粉，能迅速升高你的血糖，讓你一大早就「泡」在血糖裡，享受高血糖所帶來的「興奮」狀態，讓你快速獲得無比的能量與熱情來工作。

然而，大家所不知道的是，**高澱粉食物會讓你習慣性的進行覓食動作！**因為攝取高醣

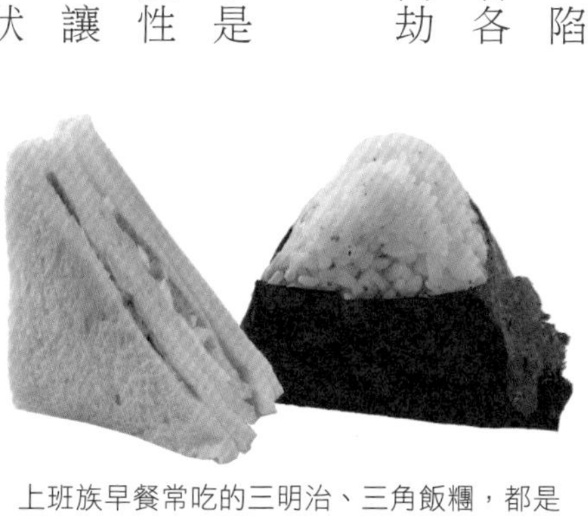

上班族早餐常吃的三明治、三角飯糰，都是容易升高血糖、造成肥胖的食物。

食物，雖然會使精神處於振奮狀態，但可怕之處在於，它不會讓你在吃飽之後停下來，反而會更加強你去取得這些食物的動機與頻率。這在心理學或生理學上稱之為「正向回饋」作用，可以說是一種長期累積、慢性的「制約」行為。

血糖高會讓人興奮，覺得好像鬥志高昂，但是很快的血糖下降之後，就會讓你產生飢餓感與無力感，你會不由自主的再去尋求下一次的「血糖高點」與興奮感（老實說，有點像吸毒）。這個內在的生理變化其實會大大影響你的行為（但你可能渾然不知），讓你開始不自主的在家裡冰箱裡存放更多「能量補充品」，像是含糖飲料、甜點等，稍微覺得要健康一點的人就會準備一些水果（為何吃水果不利控制體重？請見第一七六頁），於是周而復始的，就讓自己處在這種隨處可得「醣」的環境中！

但是真的沒有辦法改變嗎？過去的我也會遷就這樣的環境，但現在的我，家裡冰箱所擺放的是很容易取得的小黃瓜、生菜、番茄等新鮮蔬菜，而我的早餐通常就拿現有食材來搭配，同時也可以作為午餐的便當。我通常一週約採買兩次蔬菜，每次選購三、四樣食材，並在每餐做不同的搭配，如此將可避免單調無變化，也能免除一次採買過多的量，造

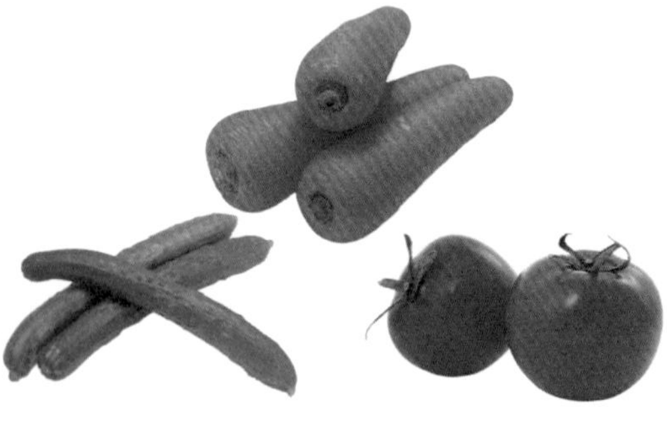

小黃瓜、番茄、胡蘿蔔等食材，不須經過烹調，只要稍做清洗，就可以食用。

成食物腐壞浪費。

所以我的建議是，在你下班途中，不要走進便利商店，而是經過超市去買個一、兩天份的蔬菜。如果你真的很忙碌，可以選擇一些不需要經過烹調，吃起來口感也不錯的鮮蔬，像是小黃瓜、番茄、胡蘿蔔等，這些食材只要稍做清洗，立刻就可以入口。在準備早餐的時候，額外再加上一盒豆腐或是水煮蛋，就會有足夠的蛋白質，如果你真的喜歡澱粉，我也不反對你增加一片吐司，或者像我一樣先煮好一鍋飯，定量、分裝好冷凍起來，早上起來只要微波一下，快速又不麻煩。

現在一般的外食環境，蛋白質和澱粉類食物的品質還算可以接受，例如有煎蛋、滷豬排、煎魚排等，最缺的就是優質的蔬菜。所以**如果真的需要外食，建議你自備一些新鮮蔬菜作為「補充」，或是多點一份燙青菜，來增加蔬菜的攝取。**相對的，**記得要把外食便當的飯量減去一半，**這樣可以降低澱粉造成血糖衝高的風險，也可減少熱量的攝取。

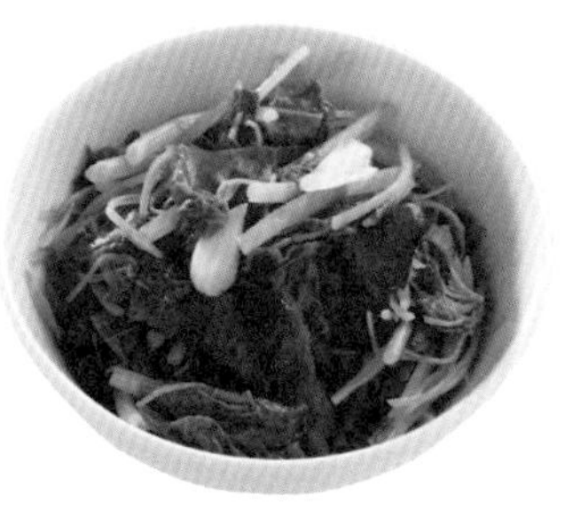

外食時可多點一份燙青菜

✦肥胖是會「傳染」的

「如果你的三個好朋友都是胖子，你將有百分之五十的機會變胖子！」這不是我胡謅的，而是有真實的文獻依據。例如，二〇〇七年《新英格蘭醫學期刊（*New England Journal of Medicine*）》有一篇持續了三十二年的研究就發現：

- **如果你的配偶發胖了，那你變胖的機會比常人多出百分之三十七；**
- **如果你的兄弟姊妹中有一人變成胖子，那你變胖的機會比常人要多百分之四十；**
- **最嚴重的是，在你的朋友當中，只要有一人變成胖子，你就會比常人多出百分之五十七的機會也變成胖子！研究中甚至還發現，同性朋友比異性朋友的影響更大！**[1]

這類「人際關係影響肥胖」的研究其實非常多，結論幾乎一致的告訴我們，一般所認為的飲食、運動策略之外，**你的社交圈也會「決定」你體重控制的成果。**我當然不是要你跟所有過胖的朋友絕交，而是**在執行減重計畫的時候，盡量在你身旁多結交一些有健康意識的朋友，當然，你自己也能成為一個正面的力量，讓你和朋友們都能一起往健康的路上走。**

建立一個良好、正向的朋友圈是很重要的，根據二〇〇八年《大英醫學期刊（*British Medical Journal*）》一個為期二十年的醫學研究指出，用「幸福量表」去評量人們的幸福

（Happiness）指數時發現，幸福的影響力可以穿越三層朋友圈，也就是朋友、朋友的朋友、朋友的朋友的朋友三層，身旁如有很多幸福快樂的人，你變快樂的機會也會比較高[2]。

不要懷疑，這也是有實際數據可以佐證的——

- 和你同住的配偶如果是快樂的，你快樂的機會將比常人高百分之八；
- 和你住得很近的兄弟姊妹如果是快樂的，你快樂的機會將多出百分之十四；
- 如果有一位快樂的朋友和你住得很近（相隔一哩以內），你快樂的機會就會比常人要多百分之二十五；
- 至於相鄰的鄰居如果是快樂的，那麼他為你增加的幸福快樂度將達百分之三十四！

有趣的是，這項研究發現，同事對你的幸福度影響並不大。顯然實質的情感交流，比工作上的交際往來（當中可能有不少是虛情假意）來得重要，也才是增加你「快樂指數」的真正來源！

從這兩篇論文，我們可以下一個「非科學」的結論：**「肥胖」跟「幸福」其實都是具有傳染力的**！就減重這件事來看，如果能跟一群志同道

[1]：Christakis N, Fowler J. The spread of obesity in a large social network over 32 years. NEJM 2007;357:370-9.

[2]：Fowler J, Christakis N. Dynamic spread of happiness in a large social network: longitudinal analysis over 20 years in the Framingham Heart Study. BMJ 2008;337:a2338.

合、有決心減重的朋友一起做效果會更好，甚至大過於醫生給病人做減重諮詢所花費的力氣及效果。就像我減重班的學員們經常一起相互鼓勵、彼此交換健康餐食的情報、一起團購健康餐等，結果發現，他們所達到的減重效果極佳，而且過程充滿了快樂。

因此我建議各位，如果要減重，不妨找一群有志減重的朋友一起努力，我相信這將讓你達到「事半功倍」的效果！

✦修練抵抗誘惑的心理長城

有句話說：「你所需要知道的人生大道理，在幼稚園裡就已經學過了。」的確，父母、師長從小都曾經教育我們哪些食物、哪些習慣是好的。但是等長大之後，我們就開始有了自己的主張，或是受到外界的環境誘惑影響。所以**要恢復健康的身體，保持苗條的身材，第一件事就是要喚醒我們幼時的記憶。**

我常有機會受邀做「健康」相關話題的演講，其中不免要談到飲食，而我最常用的方式就是用隨堂測驗來測試大家對食物的認識。我很簡單的將食物分成紅、黃、綠燈三種，類似交通號誌那樣：「紅燈食物」多半對身體有害，能不吃就不吃；「黃燈食物」可能很美味，但吃多了對身體不好，要節制、適量攝取；「綠燈食物」比較健康、對身體有益，可以多吃。

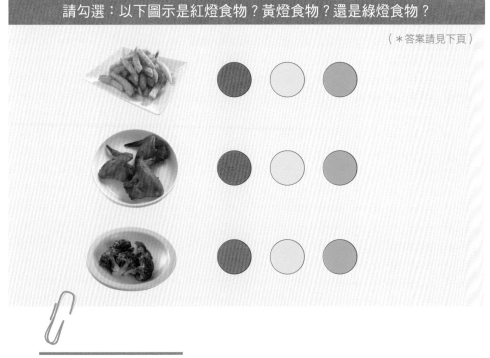

請勾選：以下圖示是紅燈食物？黃燈食物？還是綠燈食物？

（＊答案請見下頁）

簡單易懂的「飲食紅黃綠燈」概念

「飲食紅黃綠燈」是健康促進單位推行很久的觀念。

- **紅燈食物**：營養低、熱量高，多半含有高糖分、高油脂，或是高度調味、加工的精製食物，例如：麵包類、甜點、糕餅、炸薯條、炸蔬菜、鹹酥雞、蜜餞、水果罐頭、冰淇淋等。這類食物一定要少吃減重的人最好完全不要吃。
- **黃燈食物**：營養成分、熱量居中，含糖、油脂稍高。例如：炒飯、蛋餅、煎蘿蔔糕、乾煸四季豆、果汁、雞腿、鴨、鵝肉。這類食物適量攝取即可。
- **綠燈食物**：營養豐富、熱量適中或較低，通常是指新鮮、天然、原味的食物，含糖、油量較低。例如：五穀飯、糙米飯、蒸蘿蔔糕、各種蔬菜、新鮮水果、蒸蛋、蒸魚、瘦豬（牛、羊）肉、去皮的鴨、鵝肉。減肥或者欲維持健康，應多攝取這類食物。

針對上頁的問題，我想你一定會說，這太簡單了，**答案**依序就是紅燈、黃燈、綠燈。我在演講時，通常會列舉十多種食物讓台下聽眾回答，一般人大多不太會答錯，不論身材如何。但是當我再次詢問：「去吃『吃到飽（all you can eat）』的自助餐時，會先拿沙拉的請舉手？」大部分人雖會舉手，不過等我問：「會拿第二次的？」就變得寥寥可數了。我如果再問：「會吃烤牛肉的舉手？」、「會拿第二次烤牛肉的請舉手？」、「會拿冰淇淋的請舉手？」結果往往和前面的反應大相逕庭。

這表示，我們都知道綠燈的食物該多吃、紅燈的食物不該多吃，但是在這種場合上，我們卻都會不由自主的去選擇紅燈的食物。

大家會這麼做，大概是因為想「撈本」，捨不得讓老闆「多佔便宜」，但是到底什麼比較值錢？是健康比較值錢，還是金錢比較重要？如果我們現在身體已經出現了一些狀況，體重已經失控，那我們還要這樣做嗎？平常既然已經不容易吃到生菜沙拉，為什麼不在「吃到飽餐廳」裡好好享用一大頓沙拉呢（當然還有其他熟的蔬菜可以吃）？

很多時候經常是我們知道，卻不容易做到。就像我門診遇到很多糖尿病病人，來診間測量指尖血糖時發現血糖奇高，我問他們最近吃了什麼？他們立刻會露出後悔表情說，吃了蘿蔔糕、麻糬、紅豆湯等，但弔詭的是，這些病人明知這些食物對他們的血糖不好，卻被慾望所牽引了，或是明知不好，仍抱著僥倖的心態，以致於影響到血糖的控制。

如果你想正視自己的健康問題，你該做的應該是先善待自己的身體，瞭解身體真正需要的是什麼。我們每個人應該都有對食物的基本認知，從小就知道哪些食物是有利健康的，並非真的毫無所悉。因此，假如你去自助餐店或買便當時，會抱怨店家準備的食物讓你沒得挑選，那麼當你有機會自己掌控時，就應該要做出適當的選擇！

老實說，我到現在依然每天都在努力的抵抗誘惑。**我抵抗誘惑的方法，除了不斷提醒自己的健康意識外，也盡量避免自己接觸不適當的食物。**比如說，我兩個孩子正在成長中，這階段的孩子對澱粉的需求量難免比較大，因為他們活力充沛，需要較多能立即補充能量的醣，但是在我瞭解醣對成人健康的傷害後，我就提醒自己盡量不要吃，當孩子們吃得津津有味的時候，我仍然選擇吃我的五穀飯。

這樣的操練彷彿是在修身養性般，一開始確實會有一點點辛苦，但久而久之就會習慣了（平凡如我者可以做得到，相信大家也都能做到！）。又比如說，我們家三不五時會有人送糖果、巧克力等，以前我都會覺得不吃掉很可惜，現在我會提醒自己不要吃糖。連孩子們也在潛移默化下，對糖變得沒有興趣，所以我就很放心、大膽的，把過期的糖全都丟到垃圾桶去。我建議大家可以稍微檢查一下家裡的零食、垃圾食物，直接把它丟到垃圾桶。在丟的那一剎那，會彷彿有一種「跟黑暗說再見」的快感。幾次之後，當你看到糖果、餅乾、薯片後，也就自然而然變得「冷感」了。

長期建立對食物的警戒心，當遇到不適當的食物時，我們的腦袋裡就會自然亮起紅燈，讓你不再去碰觸，就像開車看到紅燈會自然踩煞車一樣，只要建立起習慣就能達成改變。有個心理學研究發現，建立一個新習慣，平均只需要持續做六十六天[1]，而我自己的經驗是並不需要那麼久，我大約只花了兩、三個星期，就完全改變我前半段人生的「陋習」，甚至我現在只要有一、兩天沒吃到健康食物，就會感到渾身不自在。

✦選擇你「需要」而非「喜歡」的食物

很多人在消費的時候，經常會選擇自己「想要」而非「需要」的東西，到了月底變成「月光族」時，再來懊悔花了不該花的錢。事實上，這樣的選擇模式如果應用在日常飲食攝取上，同樣不會有什麼好「下

「211 平衡餐盤」比「紅黃綠燈原則」更強大

我有一位外調了 3、4 年的同事最近復職，看到我減重成功，回家之後便發憤圖強，他只是簡單的依據「紅黃綠燈原則」——戒除掉所有紅燈食物，多攝取綠燈食物，結果短短兩個月後也瘦了 6 公斤！

本書所談的「211 平衡餐盤」，部分觀念也援引了食物「紅黃綠燈」的原則，但是威力卻更強大、內涵更豐富，值得你一試！

---

[1]：Lally P, et al. How are habits formed: Modelling habit formation in the real world. Eur J Soc Psychol 2010;40(6): 998-1009

場」，因為身體變化很快就會告訴你，這樣的抉擇是錯的，而且會讓你失去最寶貴的健康！

我有段時間也是重鹹、重辣，喜歡吃得很甜，但是當我認知到健康已經受到影響之後，我就告訴自己「應該回歸小時候對於食物最初的認知」，不應該依著喜好來做選擇，而是要認清身體真正的「需要」。

憑良心講，當我第一次吃到不加醬的沙拉時，也覺得有點生澀、難以下嚥。但是只要經過一、兩次的細細品嚐就會發現，**其實蔬菜本身的味道是非常有風味，而且甜美的，像是青椒、胡蘿蔔、小黃瓜、蘿美生菜、結球萵苣等**，都蘊含了天然甜味。所以你願意的話，不加醬地吃這些生菜，或是大幅的減少醬料，就可以恢復味蕾的功能，讓你對食物有更高的敏感度與接受度。

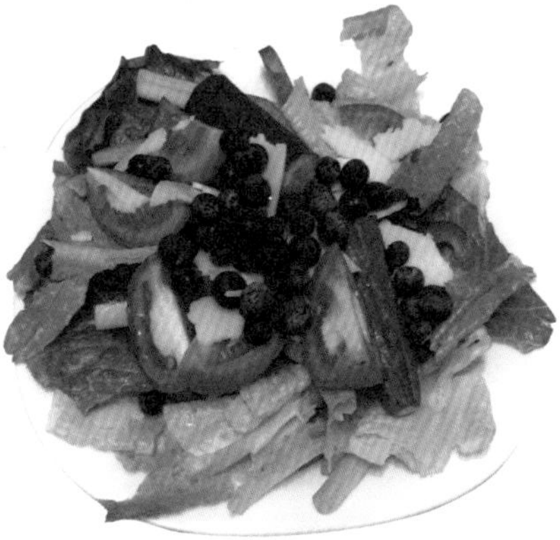

細細品嚐蔬食的好味道

不喜歡生吃蔬菜的人怎麼辦？有些菜不適合生吃，或是生吃的味道比較重，這時候可以透過簡單的烹調，來增加它的口感。**我最常用的是「水炒」的方式：在鍋子裡放四分之一杯水，把水煮到快開的時候，把菜放進去燜個三分鐘，再淋上一小杯的橄欖油，之後再多燜一分鐘後即可起鍋，灑上一點海鹽拌一拌，**就會非常美味，吃起來就像用油炒的一樣（當我分享給減重班學員時，學員裡的媽媽們也都非常認同）。這種作法「炒」出來的菜不但我愛吃，連我的孩子也都喜歡。

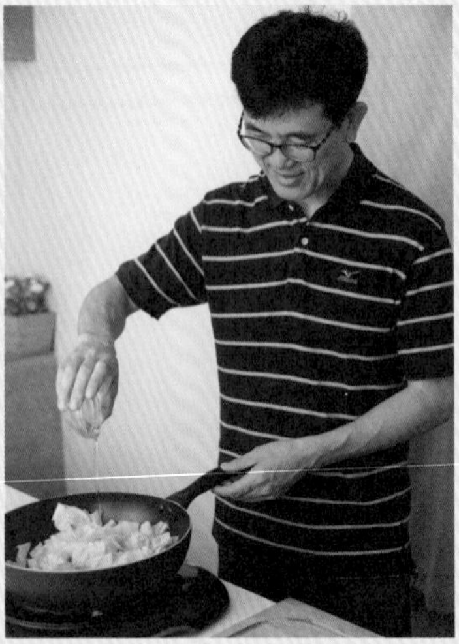

油 4. 倒入些許橄欖油，再攪拌一下。

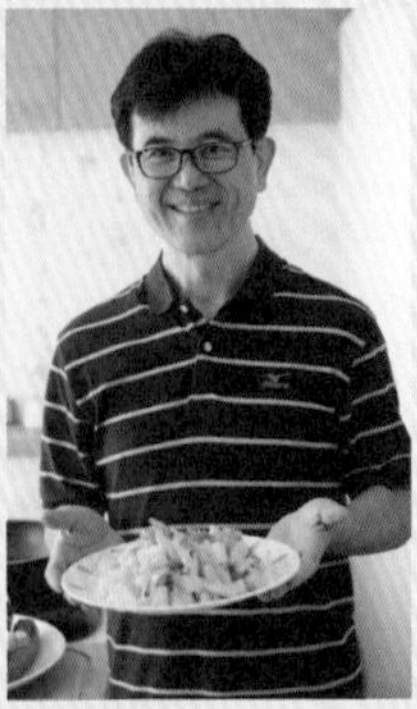

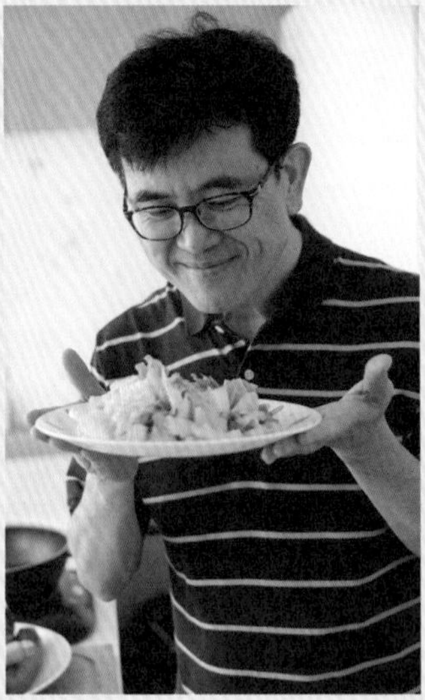

完成 5. 灑上一點海鹽，美味又健康的水炒青菜就完成了！

吃得到菜香的水炒青菜法

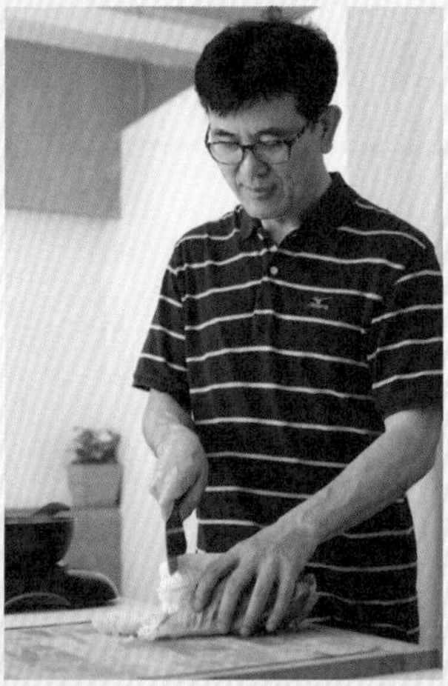
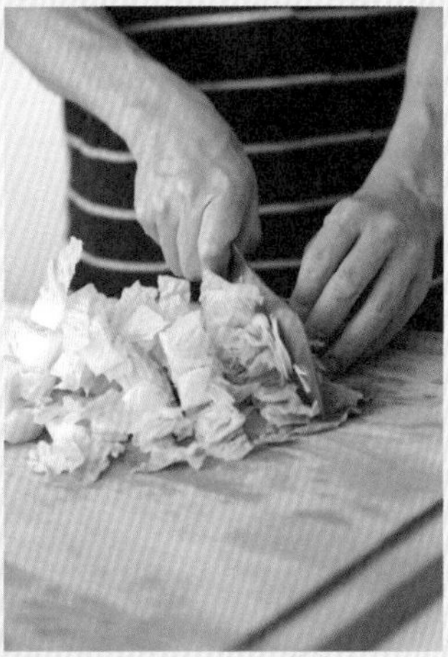

切 1. 青菜洗淨、切成適當大小。

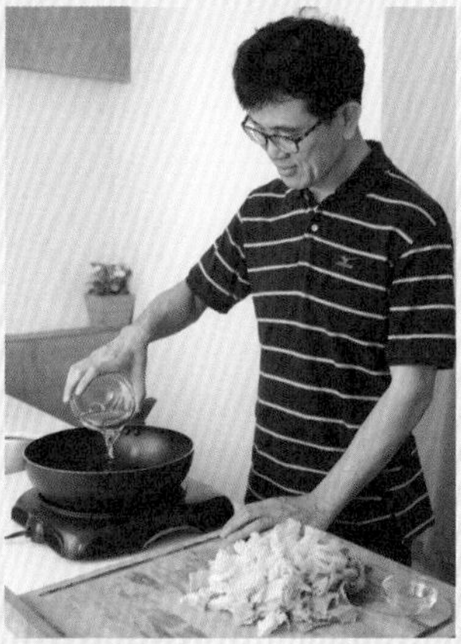

水 2. 開火，倒入 1/4 杯的水。

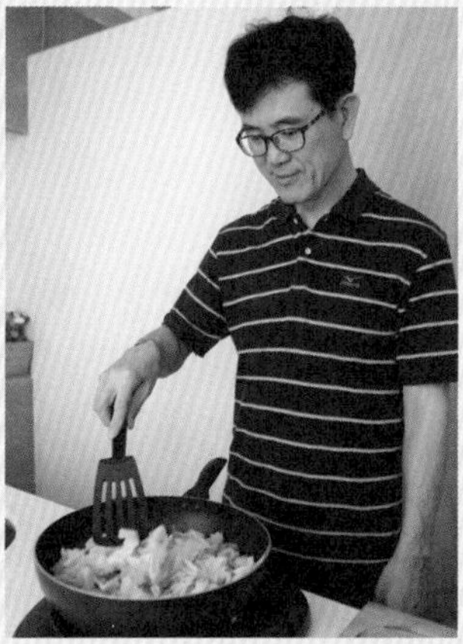
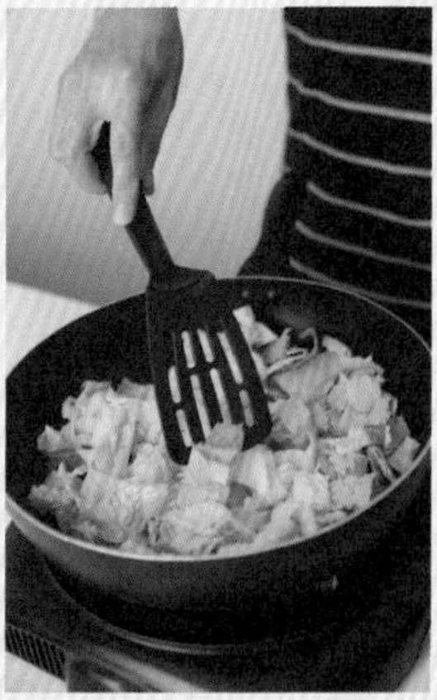

拌 3. 水快開的時候，將青菜放入，稍為拌炒一下，也可加蓋燜個 3 分鐘。

我認為自己準備食物是很重要的，因為你可以掌握食材、選擇吃進身體的東西，如果你想要好好控制體重、重新獲得健康，建議你要試著自己準備食物，當然，最重要的是，選擇你「需要」的，而不是「喜歡」的，這樣你的減重大計，就可以成功一半了！（想當然爾，這絕對也是一種內心的修練！）

PART 2

|人體的進出（I/O）平衡法則|
如何進？如何出？

聰明的你應該心知肚明，你就是吃錯了，也沒有辦法像古人一樣從事這麼多活動。講到這裡，你一定以為本書是要告訴你「少吃多動」，但其實並不是，我是想告訴你：一定要吃飽，但是必須吃得對！

此外，書裡所要推薦的運動，也絕對不是要你一天跑個兩小時之類的「拼命式運動」，而是要讓你學會：如何運用科學方法，用最短的時間，來達到最好的運動效果，但重點是，你必須要採取行動！

進出平衡——最現代的科技觀念，最古老的生命法則

進入電腦時代，所有的科技都講到I／O（Input/Output，指輸入與輸出），當進、出不平衡時，就會造成大問題，就像是對電腦硬碟不斷地填塞資料，最終一定會爆炸。我們的人體也是一樣，有進沒有出，過度堆積能量或物質就會導致肥胖，進而衍生出各式各樣的疾病。

因此，吃東西一定要量入為出、量出為入。吃多少東西，就應該要有同等的消耗，在進、出平衡的大架構之下，如何選擇適當的食物，就是本書所要傳達的觀念。

古老的生命法則中，所有生物從演化以來，都是在進出平衡的機制下，維持著生命。古代很少有胖子，主要是因為食物來源和份量不足的關係，在能吃的時候會盡量吃，此外，也由於物質資源貧乏，所以當時的演化機制就是以「生存」為主，除了盡可能地吃，身體也自然演化出保存能量的有效機制。

在那古老年代能夠存活下來的生物，都必須運用有效的儲存方式，才足以抵抗飢荒，而這個有效的方式就是「脂肪」。就像是沙漠裡的駱駝，在出發前，駱駝會吃大量的食物，再以脂肪的形式儲存在駝峰裡，以供應其能量所需，甚至還能轉化為水分，人類亦然，在遇到飢荒壓力時，身體就會很自然地做出「儲能」的應變，所以現代人想要靠「餓肚子（節食）」來減肥，可說是完全與目標背道而馳，且成功率極低的方式。

✦身體把飢餓視為「求生」的一種壓力！

我們的身體本能會在感到飢餓時，以「儲能」的方式作為應變，所以越讓自己餓肚子，儲能的機制就會越強；也就是說，餓肚子等於是告訴身體：「飢荒要來了，為了活命，趕快儲存脂肪」！當飢餓過度時，身體自然就會把任何可用能量轉換成脂肪，相反的，倘若能保持定時、定量進食，那麼就等於告訴身體不必緊張，生理學的機制讓它知道：幾個鐘頭後（食物）會自動進帳，不必急著存錢（脂肪）！

這也是多年來，肥胖醫學研究所瞭解的人體維持體重的機制，但偏偏大家都誤以為只要少吃，或是不吃就能瘦，殊不知這樣做流失的將是肌肉，而身體卻仍會努力的製造難以消耗的肥胖組織。

全平衡的健康飲食

✦熱量不是唯一準則，只算卡路里，減肥必定失敗！

糖的熱量跟蔬菜、水果，或豆、魚、肉、蛋等蛋白質食物的熱量相同，一公克的碳水化合物（醣類），或是一公克的蛋白質所能提供的熱量都是四大卡，但是如果你吃糖，像是蔗糖或糖果（通常含高濃度的高果糖玉米糖漿），這些食物就是扎扎實實的每公克約四大卡。

然而蔬菜就不一樣了，它的營養成分多，本身含有百分之九十左右的水分，且所含的碳水化合物大多屬於纖維一類的成分，這些纖維能成為腸道菌的食物來源，除了為身體培養出許多有益的益生菌外，當這些益生菌再進而消化成纖維素之後，還能再產出很多的維生素，以及其他對身體有益的物質，這在文獻當中已有明確證據。

因此，蔬菜類食物，例如一般所看到的葉菜類，每一〇〇公克只不過提供二十五大卡左右的熱量，即使吃了二〇〇至三〇〇公克，吃得很飽，攝取到的熱量仍然很低，卻能獲得豐富的營養。但一般人一餐往往吃不到一百公克的蔬菜，反而有很多人認為不能不吃飯，覺得沒有吃到兩碗不會飽，甚至在得知米飯是高熱量食物後，會去選擇吃五穀飯，還同樣吃到兩碗，殊不知五穀飯的熱量比白米飯還高啊！

唯一不同的是，五穀飯含有比較多的纖維，它使血糖上升的速度較慢，就熱量的角度來看，五穀飯仍然是屬於澱粉類食物，它的熱量是很高的。一碗白米飯或五穀飯大約有二〇〇公克，熱量約為二八〇大卡，吃兩碗飯就等於吃進了五六〇大卡，所以雖然我們不強調熱量計算，但如果你認為吃五穀飯很健康，就拼命吃五穀米，顯然是陷入了減重的大陷阱中！

翻轉觀念一：減重者的「主食」是蔬菜！

國人習慣將米飯稱作為主食，這對想減重的人來說，往往成為最大的陷阱，也是最需要被翻轉的觀念之一。從小我也是以米飯為主食，小時候我可以一餐吃到十二碗飯，

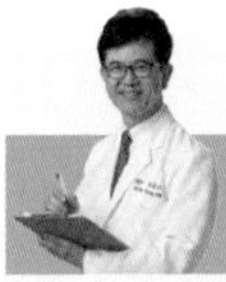

宋醫師的減重筆記

我其實和大家一樣，看到熱量表就頭痛，也很難記得住，而且我在實際操作時發現，根本不需要熱量表，所以，我教大家的減重方式是不需要計算熱量的，這邊提供的算式，只是一個很粗略的算法（針對很在乎熱量的人）。

熱量不是減重唯一要注意的事，注意唷，我說的是「不是唯一要注意的事」，並非「不要注意」，讀者只需要有一個粗估的概念即可。

在我學習減重相關知識之前，我也都還維持一餐吃二至三碗飯，甚至於有一段時間我用土法煉鋼的方式，以為只吃飯，不吃肉、不吃菜，就絕對不會胖（像古時候的農夫，吃完飯就下田工作，怎麼會胖呢？）。然而我這樣的吃法，不但一公斤都沒減成，而且即使在我一天騎三個鐘頭單車「埋頭苦幹」的情況下（自認為可比擬古時候農夫下田般），體重卻仍然節節高升。

計算我當時吃進的熱量跟體能消耗相比，就算不會瘦，也不應該變胖才對，問題出在哪？後來我才知道，原來攝入澱粉會使血糖迅速上升，這就是致胖的關鍵！在我認真學習肥胖醫學後瞭解到，攝入澱粉類的高醣食物，會使血糖迅速升高，這時我們的身體也會立刻做出反應：胰臟中的胰島迅速啟動，分泌胰島素，胰島素會降低血糖，就好像糖尿病的病人常常需要注射胰島素來使血糖降低一樣，血糖如果無法降低，會產生很多的毒性，在我們的身體裡產生很多「糖化終產物」（請見五十八頁），也會造成很多人體組織的損傷。

因此糖尿病病人會有手麻、腳麻、末端肢體循環不良等併發症，末期的時候還可能造成腎臟血管阻塞，導致腎衰竭；眼球血管阻塞，眼睛視力退化；腸胃道血管阻塞，使消化功能不正常等，也可能發生心臟血管的阻塞，引發心肌梗塞，或是腦血管的阻塞，形成中風。

對於正常人來說，當然不會像糖尿病的病人一樣，無法壓制血糖。正常人的身體分泌胰島素後，會把血糖降下來。這降低的血糖跑到哪裡去了？如果你是大量工作、大量運動的人，這些血糖會進到肌肉，作為肌肉活動的能量來源，就算沒有用完，有一部分會儲存在肌肉成為肝醣、一部分儲存在肝臟裡。但是大部分的人，包括我自己，就算自認為有做規律的運動，仍然不能算是高活動量的人（例如搬運工人等），像我們這樣的「一般人」，過多的血糖會跑到脂肪組織形成三酸甘油酯，簡單的說，就是「肥油」！

從這裡大家可以知道，吃蔬菜跟吃米飯，就算熱量相同，它們對身體產生的結果會截然不同：蔬菜轉換成熱量的部分很少，主要提供纖維素及維生素，而澱粉（尤其是白米飯、麵包）幾乎可以完全被消化為醣。所以**想要減重的人，一定要重新建立正確的觀念：蔬菜可以當主食，米飯或五穀飯只能當作「配菜」或「點心」！**

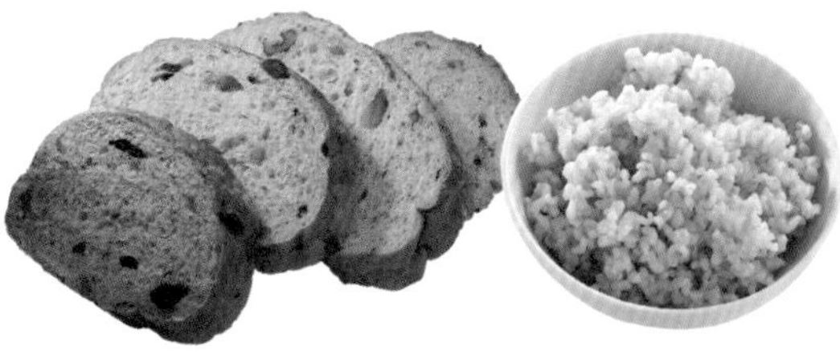

想要減重，澱粉類食物只能當「配菜」，而非「主食」。

翻轉觀念二：多攝取蛋白質食物才能避免復胖

接著談到蛋白質，豆類、魚類、肉類或者是蛋，都是很好的蛋白質來源，意思是，這些食物的主要成分是蛋白質。一公克蛋白質提供的熱量約為四大卡，看起來跟糖或澱粉一樣，但是進入身體的效應卻完全不同。所有的蛋白質都屬於低GI食物（所謂「GI」就是「升糖指數」，意思是指這個食物在攝入之後，與吃進純糖相較，它造成血糖升高的百分比。純糖的GI值為一百，大部分的蛋白質則只有四十），蛋白質類的食物並不會造成血糖的迅速上升，反而因為需要較長時間的消化，可以延緩碳水化合物（醣類）讓血糖上升的速度。

因此，減重有一個很重要的重點，**絕對不可以單獨吃澱粉類食物**（例如單吃麵包、單吃一大碗糙米飯或單吃一條蕃薯……）。吃碳水化合物一定**要配合吃等量的蛋白質**，例如吃半碗飯時，也要吃半碗的蛋白質食物，**甚至可以蛋白質多一點，澱粉少一點**。

蛋白質除了能幫助延緩血糖升高以外，更重要的，它是提供人體肌肉生長的主要元素，也就是胺基酸。我們在減重的時候，不管你怎麼努力，一定會減到肌肉。但我們減重的目標是要減掉油

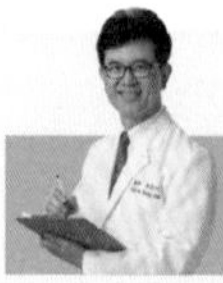

宋醫師的減重筆記

我在帶減重班時發現，即使是高知識份子或是有醫護背景的人，也不太清楚什麼是蛋白質。我讓學員每天傳飲食記錄，拍照給我看，結果發現，竟然有人把燕麥豆漿當成蛋白質，也有人以為優酪乳就是蛋白質……。

燕麥豆漿和優酪乳當然也是蛋白質的來源之一，但畢竟水分含量多，蛋白質的含量仍是不足的。當我們要提高蛋白質的攝取時，應該要選擇「一整塊的」，像是整塊的瘦肉、整塊的豆腐、整片的魚、整片的雞肉等，其中，肉類最好都不帶皮吃。

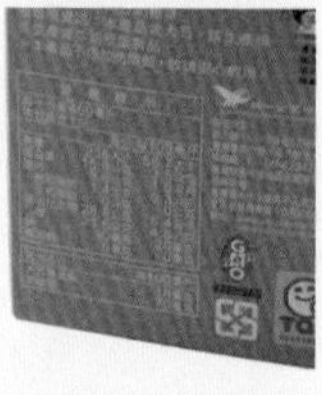

每 100 毫升的豆漿約含蛋白質 3.5 公克、脂肪 1.9 公克、碳水化合物 6.4 公克，可以看得出來其蛋白質比例相對是低的。

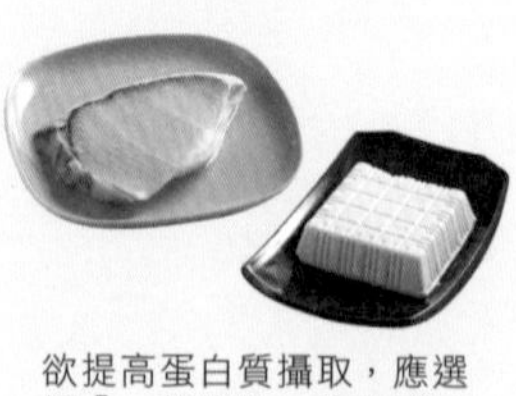

欲提高蛋白質攝取，應選擇「一整塊的」魚肉或豆腐。

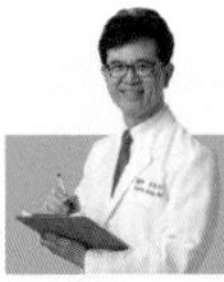

宋醫師的減重筆記

- 減重的人可不可以吃肉呢？當然可以！不但可以，而且一定要吃！
- 減重的人可以吃魚、吃蛋？還是只能吃豆腐呢？豆、魚、肉、蛋都是好的蛋白質來源，這些都可以吃，但是應該要輪流吃，不宜長期只攝取單一食物。
- 至於素食當然也是可以的，但如果你平時不是吃素的人，突然想要靠吃素來減肥，失敗的機率可能會很高！原因就是，植物類的蛋白質來源畢竟還是比較少的，大抵是以豆類食物為主。
- 可以只吃水果減肥嗎？我聽過很多人吃水果減肥，我有一位醫師朋友在結婚前靠吃芭樂減肥，他在婚前確實減了重，讓他在結婚當天，穿上禮服不至於顯得太臃腫，但婚後一個月立刻就胖回來，而且他說，他已經把這輩子的芭樂都吃完了，而且從此以後不敢看芭樂！類似這樣的極端減肥法，一定不會成功的，理由很簡單，就是我前面所說，沒有蛋白質，你減掉的就是肌肉，變成極為容易復胖的「瘦胖子」，而且如果你要算熱量的話，水果的熱量大約是同重量蔬菜的 2~3 倍，在乎熱量的你，應該就要知所警惕了！

脂，如果減掉的是肌肉，就算體重下降，脂肪的比例還是會升高，這樣的話，你會變成一個「瘦胖子」。

「瘦胖子」比原本的「胖胖子」還要嚴重，因為你的脂肪升高、代謝率降低，顯示脂肪組織儲存熱量的能力變得更強了，成為真正的易胖體質。很多人減重不得法，越減越肥、體重上上下下，也就是所謂的「溜溜球效應」。根據研究，溜溜球效應會惡化脂肪對於心臟血管的不良作用，所以如果不能用正確的方法減重，將比不減還要糟糕。

翻轉觀念三：拒絕含糖食物的「毒害」

談到進與出的平衡，如果單從熱量的角度來看，假設你一天只需要兩千大卡，那麼這兩千大卡可以全部只吃巧克力、可樂、蜂蜜或糖果嗎？我們都知道，這些甜食是提供熱量最迅速的來源，但是大家也都知道，這樣的吃法一定會吃出問題。理由很簡單，除了身體會膩、會抗拒之外，我們的身體並無法只用「糖」來當作維持生命的物質，不但如此，現代的科學研究指出，**「糖」事實上對身體是有毒性的！**

大量的含糖食物，或任何會讓血糖飆高的食物，會在身體裡造成許多重要分子的蛋白質的糖化，稱之為「糖化終產物（Advanced Glycation End Products, 簡稱為AGEs，這個英文縮寫，看起來和英文的年齡（Age）及老化（Ageing）很相近）」。AGEs是一群不可還原回復的變性蛋白質，會改變原來蛋白質的功能，影響身體的代謝，也會進一步與身體其他分子連結，造成體內的氧化壓力增加，甚至攻擊遺傳物質DNA，使DNA發生位移、損傷，而出現許多疾病。

最早被發現的「糖化終產物」之一就是糖化血紅素（HbA1c），現在已經被用來作為診斷糖尿病的標準（當糖化血色素高於百分之六·五時就是得了糖尿病），也作為糖尿病治療效果的指標（血糖控制得越好，糖化血紅素就越低）。含糖食物是造成體內糖化終產物的元凶，但是除了含糖食物外，肉類攝取過量、高溫烘烤煎炸的烹調方式，以及抽菸、生活壓力、長期久坐不運動的生活方式，也被證實是造成體內糖化終產物增加的原因，而這些因子，恰好都是肥胖的成因。

因此我們可以說，**肥胖是體內糖化終產物增加所呈現出來的「症狀」，而戒絕高糖食物，是改善這些有害因子、起死回生的首要步驟**[1]。

此外，「糖」不只是會造成體內重要蛋白質的糖化，導致疾病，它還會在我們的大腦區域造成成癮性的興奮。根據腦科學的研究發現，糖類所興奮的區域跟海洛英相同，你可能不知道，在紐約勒戒所的吸毒犯出獄之後，所找的第一件物品不是海洛英，而是糖！由此可知，糖所造成的「糖癮」，程度上甚至比毒癮

[1]：Ottum MS, Mistry AM. Advanced glycation end-products: modifiable environmental factors profoundly mediate insulin resistance. Journal of Clinical Biochemistry and Nutrition. 2015;57(1):1-12. doi:10.3164/jcbn.15-3.

還更嚴重！

糖還有一個不好的效應，最近發現：吃糖會改變原本的進食行為。一個用大鼠做的實驗中，用含糖的垃圾食物或飲料餵食，會讓這些原本吃飽就停止進食的動物，又開始大量進食，甚至發生餐與餐之間覓食、吃點心的行為。很多人認為吃糖或甜食容易飽，其實**吃甜食會更刺激食慾，吃得更多，並且改變行為，使吃的次數增加，讓你不由自主在餐與餐之間開始習慣吃點心。**

值得注意的是，這裡的**「糖」並非指糖果，而是存在於食物中看不見的、潛藏的糖分，**都會造成這樣的結果，**甚至於容易消化的澱粉類，包括麵包、白米飯等，也會有類似的效應。**所以想減重的人，應該拒絕吃糖！

正確的食物組合，比熱量計算還重要！

吃同樣熱量的巧克力、冰淇淋，與吃蔬菜水果就是不同；吃同樣熱量的大蒜麵包，與吃五穀飯，結果也會不一樣！以漢堡為例，漢堡裡面有肉（蛋白質）、有蔬菜（纖維、碳水化合物）、有麵包（澱粉），這樣看似可行，但實際上暗藏了許多陷阱：

- **所有的麵包要好吃，一定要放糖、鹽、奶油，甚至為了求降低成本，許多業者不會選用高級**

原料。

- 漢堡肉要好吃，看起來豐厚、多汁，裡面一定也加了糖。
- 漢堡雖然有夾少量蔬菜，但蔬菜成分中，百分之九十是水分，營養物質只佔百分之十，必須吃到很大的量（至少得吃五倍以上），才夠我們一天所需。
- 所以靠漢堡過日子當然不行，漢堡的糖、油含量高，蔬菜量不足，這也是它為何會被稱為垃圾食物的原因。

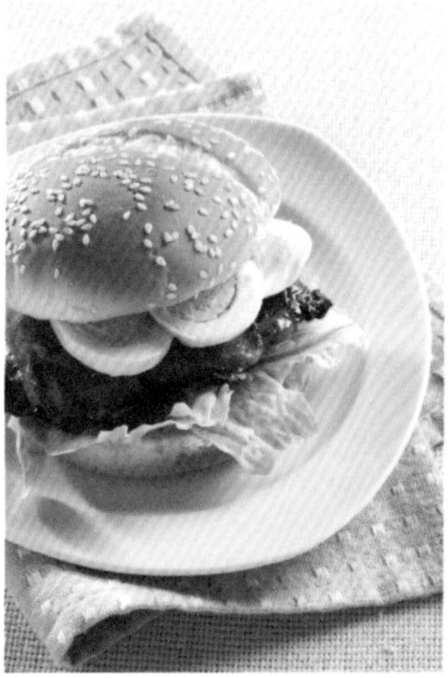

漢堡雖然同時包含蛋白質、蔬菜和澱粉，但卻是容易致胖的「陷阱食物」。

一個正確、健康的吃法，必須包含澱粉（全穀類）、蛋白質（豆、魚、肉、蛋）、纖維及維生素（蔬菜、水果），以及其他微量物質（主要是礦物質）。此外，脂肪和水分也同樣是每一餐要吃的東西，但是我們可以先把看得見的脂肪剔除，理由是，大部分的食物裡頭，包括豆、魚、肉、蛋都含有脂肪，即使是外食的蔬菜，也都含有大量的脂肪（因為用油炒或拌）。所以在選擇時，建議應盡量以肉眼看到「無油」的為主，但其實這裡頭已含有許多看不見的脂肪了。

✦以哈佛大學「健康飲食餐盤」為基礎

「健康飲食餐盤（Harvard Healthy Eating Plate）」是美國哈佛大學公共衛生學院於二〇一一年提出來的建議，它指的不是每餐只吃一盤，而是必須含有四個主要的成分：

全穀類：全平衡營養的基礎

哈佛大學公共衛生學院主張，儘量選擇「**全食物**（Whole food）」，意指天然完整、未經加工精製、具食物原型的食物，簡單地說，就是能看到完整米粒，而且顏色不要精白的那種穀類食物。所以我都是以五穀米、糙米為最基本的食材，如果你吃不慣，白米飯混搭少量五穀飯、糙米飯也可以，慢慢再增加份量。但麵包、饅頭、燒餅、油條、蔥油餅、烙餅、米粉、白麵條等是磨過的穀類，並不適合。這些食材與全食物的差別在於，全穀類沒有經過打磨，所以能保留大量的纖維、礦物質、維生素等，在進入人體消化時，纖維質能夠延緩澱粉的分解、血糖升高的速度，同時也因為它需要較長時間的消化，可以延長人體的飽足感。

身體是一個非常精密的構造，吃進澱粉或高糖分的食物，血糖迅速升高，而血糖升高立刻就會刺激胰島素分泌，由胰島素來幫助身體降低血糖。然而當血糖降低之後，假如沒有適當運動，血糖就會跑到脂肪裡頭，變成三酸甘油酯儲存起來，如果像老祖宗一樣，飯後有大量的勞動，血糖就會進入肌肉成為能量來源，而不會以脂肪形式囤積在體內，可惜現代大

哈佛大學的「健康飲食餐盤」（註）

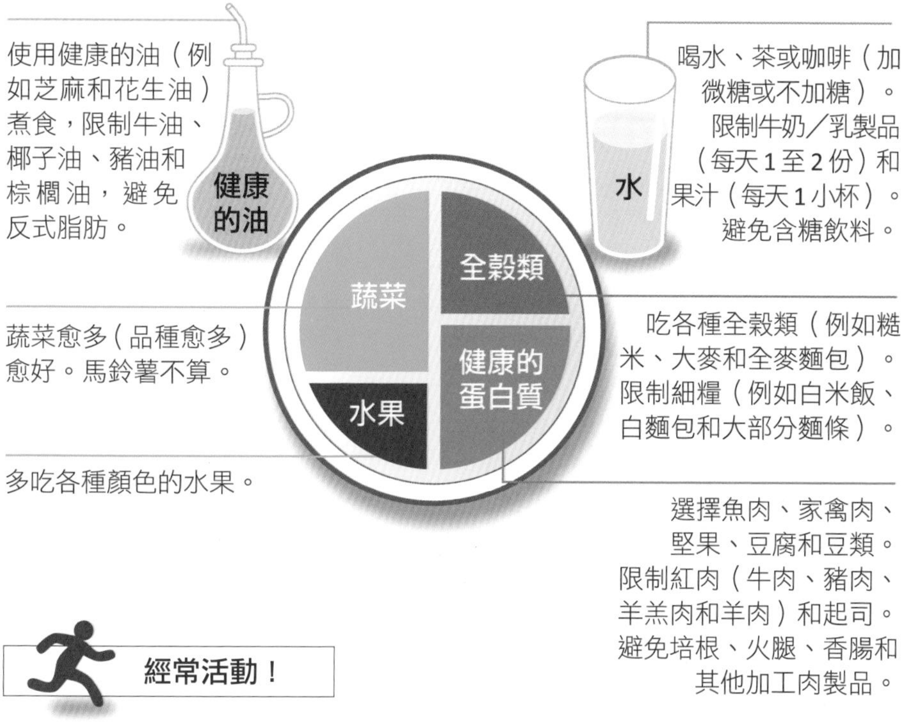
使用健康的油（例如芝麻和花生油）煮食，限制牛油、椰子油、豬油和棕櫚油，避免反式脂肪。
健康的油
水
喝水、茶或咖啡（加微糖或不加糖）。限制牛奶／乳製品（每天1至2份）和果汁（每天1小杯）。避免含糖飲料。
蔬菜
全穀類
健康的蛋白質
水果
蔬菜愈多（品種愈多）愈好。馬鈴薯不算。
吃各種全穀類（例如糙米、大麥和全麥麵包）。限制細糧（例如白米飯、白麵包和大部分麵條）。
多吃各種顏色的水果。
選擇魚肉、家禽肉、堅果、豆腐和豆類。限制紅肉（牛肉、豬肉、羊羔肉和羊肉）和起司。避免培根、火腿、香腸和其他加工肉製品。
經常活動！

註：1. 資料來源：https://www.hsph.harvard.edu/nutritionsource/healthy-eating-plate/translations/chinese_traditional/

2. 圖片出處：版權所有 © 2011 哈佛大學。如需瞭解有關「健康飲食餐盤」的更多訊息，請參閱哈佛大學公共衛生學院營養系《營養來源》（*The Nutrition Source*），http://www.thenutritionsource.org，以及《哈佛健康雜誌》（*Harvard Health Publications*），health.harvard.edu。

多數人飯後大多還是久坐、不動，後果可以想見。

另一方面，胰島素除了幫助調節血糖外，還有許多生理功能，其中之一是造成脂肪堆積部位的改變。胰島素會導致腹部脂肪的增加，也就是一般所稱的「中央性肥胖」。腹部脂肪增加對健康的威脅是，它是引發心血管疾病的重要危險因子，在代謝症候群的診斷標準裡，當男性腹圍超過九十公分、女性超過八十公分時，就會被視為高危險群。

由於澱粉類是比較容易造成血糖升高的食物，對一般人來說，不會特別要求吃的順序，但是對於肥胖、想減重或是糖尿病患，會建議把澱粉類放在一餐的最後一道食物。

蛋白質類：增肌塑身的要素，增進飽足感

蛋白質類包含植物性和動物性蛋白質。植物性蛋白質的選擇較少，大多來自於大豆、黃豆、黑豆等（注意：綠豆、紅豆是澱粉類，莢豆類則屬於蔬菜，蛋白質含量均較低）。動物性蛋白質來源大多為肉、魚、蛋類。如果不是素食者，建議豆、魚、肉、蛋都要均衡攝取。

飲食中一定要有蛋白質的更重要原因是，蛋白質是人體肌肉組成的基本原料，缺乏蛋白質，一定會流失肌肉。減重時如果不吃蛋白質，減的絕對不是脂肪，而是維持你身體能量代謝很重要的肌肉！如果減重流失的肌肉過多，基礎代謝率一定會下降，這樣就更不容易消

代謝症候群跟胰島素功能息息相關

醫師評估病人是否有「代謝症候群」時，會依據五項生理指標：

1. 血糖大於 100 毫克 / 分升（mg/dL）
2. 三酸甘油酯大於 150 毫克 / 分升（mg/dL）
3. 高密度脂蛋白膽固醇（HDL，俗稱「好膽固醇」）小於 40 毫克 / 分升（mg/dL）
4. 腹圍（男性大於 90 公分、女性大於 80 公分）
5. 血壓高於 130/85 毫米汞柱

若是單看這當中的每一項，其實都還沒有達到疾病的標準。比方說，如果你的空腹血糖是 103 毫克 / 分升（mg/dL），醫生會告訴你血糖偏高了，但也會說「你還不算糖尿病」，要注意飲食、要多運動……。還不算糖尿病——那是什麼意思？其實醫師的意思是：你正在往糖尿病的路上走（糖尿病是一種慢性疾病，中間過程你可能完全沒症狀，也沒感覺）。

事實上，代謝症候群的五項生理指標，其根本原因都是來自於「胰島素阻抗」。「胰島素阻抗」在病理生理學上，代表你的胰島素失去了原有的效力，這通常是因為細胞膜表面的「胰島素接收器」敏感度下降所造成。

而導致胰島素阻抗阻抗、胰島素接收器失效的最大原因就是肥胖！大部分有胰島素阻抗的人，也都是過重或肥胖的（就像近年來，我國的兒童、青少年肥胖症大量升高，2012 年甚至成為亞洲第一胖的國家，相對青少年罹患糖尿病的病例數也正在飆升）。你必須開始改變生活習慣，吃對的食物、攝取正確而充分的營養，加上做對的運動、減少生活壓力、喝夠水、睡飽覺，才能避免疾病上身。

再強調一次，代謝症候群的五個指標症狀，都是基於同一個核心問題：胰島素阻抗。而造成胰島素阻抗的最常見原因，就是肥胖！

耗攝入的熱量。這些多餘的熱量，絕對不會憑空消失，而是以脂肪的形式囤固在體內。因此減肥不但要吃蛋白質，甚至為了防止肌肉流失，在肥胖醫學的建議裡，應該要比哈佛大學「健康飲食餐盤」的建議值，還需再多攝入〇．五至一倍。

另外，蛋白質對於糖尿病患相當重要，因為蛋白質有延緩血糖上升，甚至降低血糖的效果，也正是因為這個原因，它可以達到較佳的飽足感，並維持血糖濃度在一定高度，使胰島素不會飆升。**因此在減重策略裡，蛋白質要放在進餐順序的第一位！**

蔬菜類：加速溶脂，增進健康的多元營養

為什麼一定要吃蔬菜呢？坊間有很多極端的減重法，有吃肉的、吃水果的，當然也有只吃蔬菜的，**任何一種極端的減重法都是無法長久的**。

蔬菜在健康減重法裡面是非常重要的元素，理由如下：

- 人體的代謝需要很多的**維生素，而維生素最主要的來源就是來自於蔬菜類**。
- **肥胖其實是一個慢性發炎性的狀態**，也可以說是一個慢性發炎性疾病，在世界衛生組織編纂的「國際疾病分類碼」（我國健保亦使用此疾病分類碼）裡，「肥胖」就是被歸類為「內分泌、營養及代謝、免疫疾病」的一種。蔬菜裡面含有許多植化素，這些植化素具有很多抗氧化及抗發炎的功效，吃下大量蔬菜，就等於吃下許多抗氧化及抗發炎的營

養素，可以改善肥胖所造成的發炎。

- 蔬菜當中含有高量的纖維素，包括可溶性纖維、不可溶性纖維，其中，**可溶性纖維可以帶走許多脂肪**。根據研究，食物當中含有充足的可溶性纖維，可以幫助降低血中膽固醇；而不可溶性纖維，如菜渣等，則是形成糞便的主要成分。
- 可溶性纖維及部分不可溶性纖維是腸道菌的重要食物，可以讓好的腸道菌生長得比較旺盛，所以**一般會把蔬菜稱為「益生元（Prebiotics）」**，有了這樣的益生元，即可促進腸道中的益菌生長。
- 蔬菜本身的熱量低，在我的211全平衡減重策略中不強調熱量，甚至要求減重班的伙伴或病人不必計算熱量。但**如果你的食量比較大，或是餐跟餐之間會感到飢餓，即建議選用蔬菜（如紅蘿蔔、涼薯等蔬菜條）加少許蛋白質來填飽肚子**。

下午茶怎麼吃？

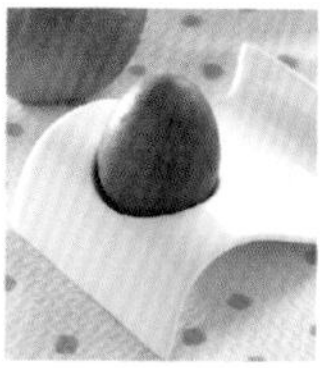

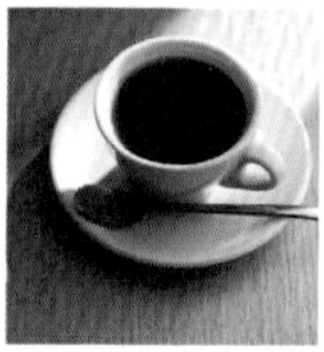

上班族在餐與餐之間出現飢餓感的時候，可能不方便取得蔬菜，建議這時可以到便利商店買一顆茶葉蛋配一杯黑咖啡，如此熱量大約僅 80 大卡，卻能具有飽足感；或是吃 6 至 8 顆的堅果，細細的品嚐，通常只要有一點點咀嚼的感覺，很快就可以讓這飢餓感度過。

記住，減重是你達到健康的標的，千萬不要因為「一時的嘴饞」破壞了你的大計劃！

水果類：減肥時必須節制

水果好吃，也含有許多營養素，包括維生素、礦物質、纖維等，其成分基本上和蔬菜差不多。然而，它之所以好吃，是因為甜度高，含有相當多的果糖。果糖的甜度比蔗糖還高。在哈佛大學「健康飲食餐盤」的建議中，水果攝取量只有蔬菜的一半，甚至更少，理由很簡單，就是因為果糖還是有熱量的。雖然我們不強調熱量，但熱量仍是影響肥胖的重要因素，因此在我的減重策略中，水果只會是項點綴。

其實水果在人類的演化史上從來就不是必需品，我們現在吃了這麼多水果，都是在文明發展到相當程度後才培育出來的。更重要的理由是，這些果糖在體內很容易轉化成為三酸甘油酯，進而變成脂肪。部分極端減肥法用水果作為唯一飲食來源，不只是營養偏廢，通常還會使肌肉嚴重流失、變得越減越肥。

✦我的「211平衡餐盤」

哈佛大學「健康飲食餐盤」強調的就是一個正確的食物組合，我的減重策略使用的就是這套原則，但略有不同。我的「211平衡餐盤」組成是（如下圖）：

- **蔬菜、水果類**：至少二分之一
- **未經過精製的五穀類**：略少於四分之一
- **蛋白質**：略多於四分之一
- **蔬菜：五穀：蛋白質**＝二：一：一
- **水**：每餐五〇〇CC
- **好的油脂**：直接由好的食物攝取，不需特別計算含量
- **水果**：少量，約一個奇異果大小的份量

下面介紹我的減重戰略，不只是我自己，包括我減重班的伙伴以及門診病人，都是依照這套基本原則來幫助他們，並且達到非常好的效果！

宋醫師的「211 減重餐盤」

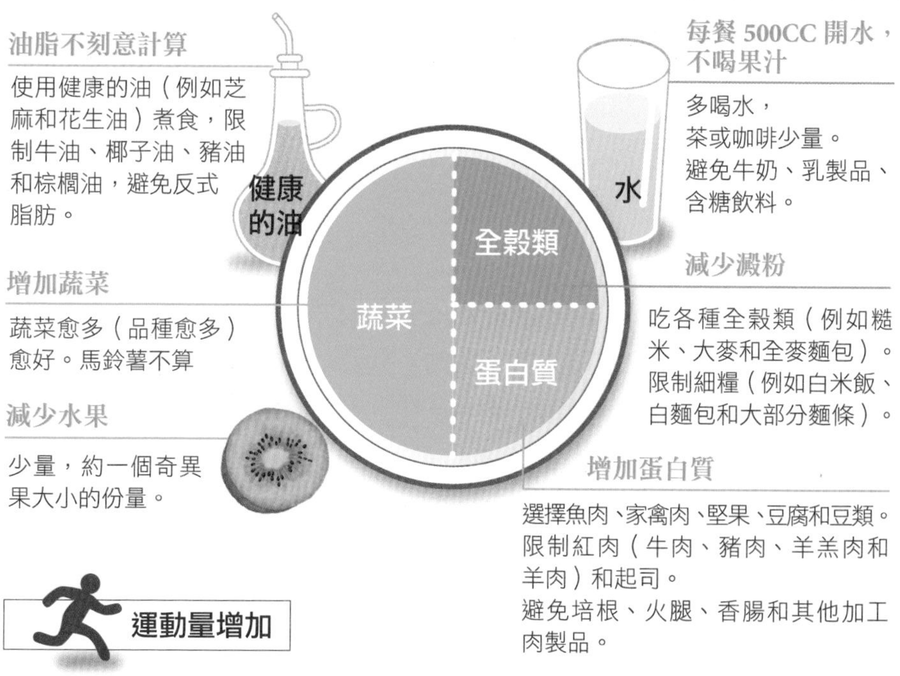
油脂不刻意計算
使用健康的油（例如芝麻和花生油）煮食，限制牛油、椰子油、豬油和棕櫚油，避免反式脂肪。
健康的油
增加蔬菜
蔬菜愈多（品種愈多）愈好。馬鈴薯不算
減少水果
少量，約一個奇異果大小的份量。
運動量增加
每餐 500CC 開水，不喝果汁
多喝水，
茶或咖啡少量。
避免牛奶、乳製品、含糖飲料。
水
全穀類
蔬菜
蛋白質
減少澱粉
吃各種全穀類（例如糙米、大麥和全麥麵包）。限制細糧（例如白米飯、白麵包和大部分麵條）。
增加蛋白質
選擇魚肉、家禽肉、堅果、豆腐和豆類。限制紅肉（牛肉、豬肉、羊羔肉和羊肉）和起司。
避免培根、火腿、香腸和其他加工肉製品。

《第二階段：繼續精進期》（第五至八週）

1 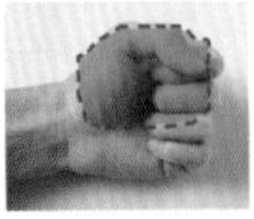

全穀（澱粉）類：份量略減，約 2/3 或 1/2 拳頭即可

2 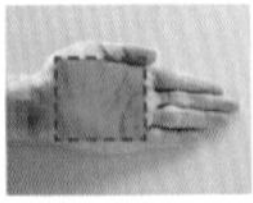

蛋白質：略微增加，每餐至少一個掌心或以上，但不能超過一整個手掌的量

3 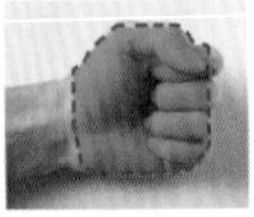

蔬菜：維持在 1~2 個拳頭，但此時若食量需求已減少，則可將份量減少

4 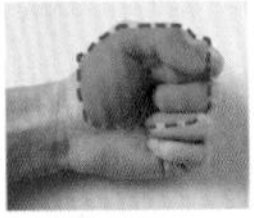

水果：維持約半個拳頭

5 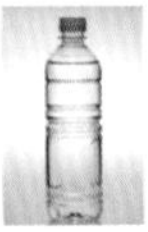

水分：同第一階段

《第三階段：衝刺達標期》（第九至十二週）

- 維持第二階段的份量，此時若體重或拳頭變小，吃的量也要跟著縮減。
- 澱粉量可減少至 1/3 拳頭，蛋白質量要維持或適度增加。
- 此時希望已維持相當適當的運動，增加肌肉是維持體重非常重要的策略。

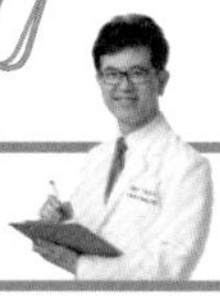

宋醫生的減重戰略：211 ＋水肉菜飯果

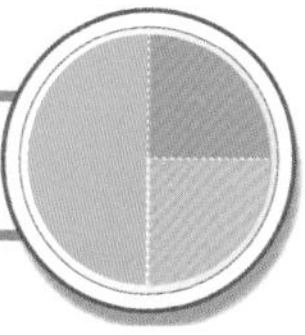

減重大原則——熟記口訣「水肉菜飯果」：

將進食順序調整為：喝水→蛋白質類（豆魚肉蛋）→蔬菜→飯跟水果放在最後

《第一階段：積極減重期》（第一至四週）

1 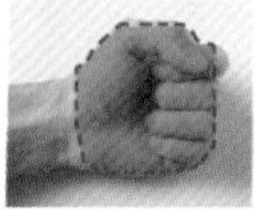 全穀（澱粉）類：約一個拳頭

2 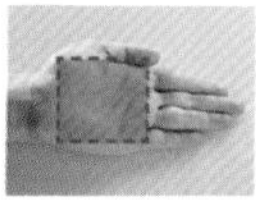 蛋白質：約一個手掌（掌心）

3 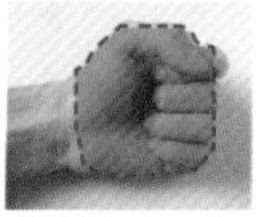 蔬菜：不論生、熟，1 至 2 個拳頭，肚子餓的話還可以再多

4 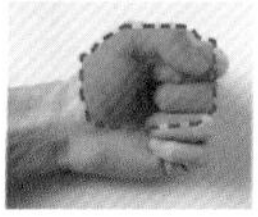 水果：約半個拳頭即可

5 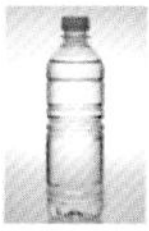 水分：男生每餐前先喝一杯水約 250c.c.（等同一個馬克杯），餐間也要喝一杯，女生則為每餐餐前 200c.c.、餐間 200c.c.

這樣的吃法，每週可減 0.5 至 1 公斤，因此在第一個月即可減約 2 至 4 公斤。

你會發現，在我的「211平衡餐盤」中，除了含有哈佛大學「健康飲食餐盤」四大主要成分外，我更強調兩項重要因子——油脂及水，說明如下：

油脂：吃好油，燒壞油

哈佛大學「健康飲食餐盤」中，雖然油脂有被標示出來，但並未特別強調份量，這是因為食物裡，基本上都含有油脂。油脂重要嗎？很重要，在減肥實務領域有句話說得很好，「要吃好油來燃燒壞油！」哈佛大學的「健康飲食餐盤」事實上也同樣強調要吃好油。

什麼是好油？好的油脂是指含有omega-3不飽和脂肪酸的油，主要來自於深海魚類。**在我的「211平衡餐盤」減重策略裡，建議成人每週至少要吃兩次的深海魚，像是鮭魚、鯖魚、秋刀魚等中、小型魚類**（大型深海魚如旗魚、鮪魚、鯊魚等，較有含重金屬的風險），都是好的omega-3油脂來源，此外，**堅果類的胡桃、核桃等，以及植物性的油類，如亞麻籽油，亦含有豐富的omega-3**，吃素的朋友可以適度的攝取堅果或亞麻籽油，至於一般民眾則建議每餐吃六顆堅果，可提供人體所需足量的油脂。

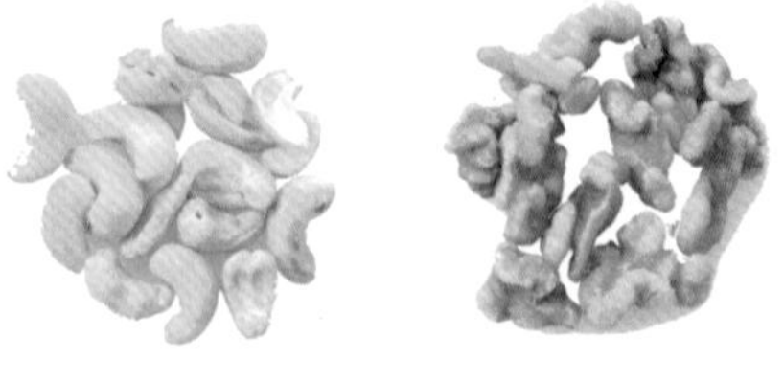

堅果類的胡桃、核桃，是良好的油脂來源。

很多人認為蛋的膽固醇很高，常把蛋黃挑掉。其實二〇一六年初，美國農業部及衛生部才剛修正了最新的營養飲食建議，對於膽固醇的每日最高攝取量不再設限，因為過去這些年的研究發現，從食物中攝取的膽固醇，對人體膽固醇濃度的影響不到百分之二十。而且膽固醇是細胞膜的重要成分，也是體內許多荷爾蒙，尤其是性荷爾蒙及腎上腺荷爾蒙的基本構成，若完全不攝取膽固醇，對身體反而不是一件好事。同樣的，如果已有代謝疾病，吃不吃膽固醇，對血中膽固醇的濃度影響並不大，正確做法應該積極控制體重、修正胰島素的阻抗，才是更有效控制血脂肪的方法。

水：被遺忘的重要營養素

水在哈佛大學「健康飲食餐盤」中，包括水、茶跟咖啡（加微糖或不加糖），牛奶及乳製品限制在每天一至二份內，果汁每天可喝一小杯，並避免含糖飲料。而在我的減重策略中，我建議**以白開水為主，茶跟咖啡可以少量，避免喝牛奶、乳製品、果汁及含糖飲料**。

水在減重過程中是極為重要的因子，人體內所有的代謝功能幾乎都需要水分的參與，有充足的水分，才會有旺盛的代謝。因為在減重時，會產生很多代謝後的廢物，需要透過尿液來清除，如果沒有充足的水分，很容易造成廢物的堆積，其中一個最嚴重的例子，就是尿酸，很多人會在減重過程中發生痛風，最可能的主要原因就是水分喝得不夠。另一個風險是，在減重時，肝、膽的代謝也會比較旺盛，倘若水分補充不足，將容易引發膽囊炎。

增加瘦身效果的祕密武器

另外，我還想強調的是——善用辛香料調味，比用糖、鹽好。

我建議的「２１１平衡餐盤」，**在調味時，盡量使用辛香料，包括咖哩、胡椒、茴香、肉桂等，取代一般的糖、味精、醬油等**，或是其他預先調配好的醬料，如沙茶醬、燒烤醬、蠔油等，原因是，這些醬料都含有非常複雜的人工化學原料。我幾乎沒有看過一罐一百多元的醬油能符合所謂的純古法釀造的標準。即使是那些價格比較高，宣稱用古法釀製的醬油，也額外添加了很多糖，使它們的味道變得比較鮮甜。

東方人常用的辛香料，包括**新鮮的蔥、薑、蒜等，不但有很好的風味，營養豐富，熱量低，還有體重控制的效果**，這已有很多的科學文獻支持。

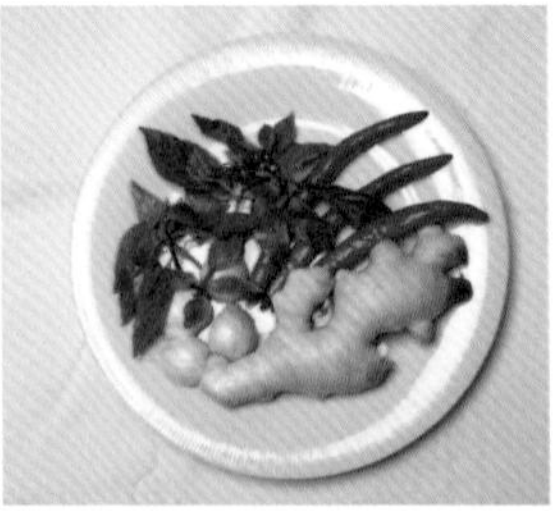

倘若想要增加鹹味，我建議使用粗鹽、海鹽。來源純淨的粗鹽、海鹽含有豐富的礦物質及微量元素，對身體是很好的。有一位對粗鹽有許多研究的日本醫生寫了一本書，名為《鹽鹵的驚人療效》，書裡指出，鹽鹵是海水濃縮液，古時候是拿來作為豆腐的凝固劑，在天然鹽鹵裡除了有鈉之外，還含有鎂、鉀、鐵等八十種以上豐富的礦物質及微量元素，可以補充人體不足的礦物質。

這位日本醫師發現，每日攝取少量的鹽鹵對於減重及一些慢性病、過敏症有相當好的療效。所以如果你有粗鹽，就不需要買鹽鹵來使用。而精鹽之所以對身體不好是因為，精鹽是百分之百的氯化鈉，容易造成身體水分貯積，導致體內鈉、鉀離子間的不平衡，長期下來可能造成高血壓。

彩虹蔬果概念：全平衡飲食的真諦

減重相關文章或書籍中，大概都會談到關於六大營養素的攝取，包括醣類、蛋白質、油脂類、維生素、礦物質及水，但卻經常忽略了一個很重要的物質叫做「植化素」。**我所倡議的「211全平衡瘦身法」，在食物配搭裡，就非常重視植化素的均衡。**

植化素是「植物化學素」的簡稱，英文叫做phytochemicals，是植物在演化過程中，為了增加生存機會而合成的各種化學物質。因為有了植化素，而使各種不同的植物呈現其特殊的氣味、味道或五彩繽紛的顏色，能保護植物體不受侵害或吸引昆蟲傳粉以繁衍後代。

營養專家們常建議要攝食「彩虹蔬果」，我的「211減重餐盤」也一再強調要這樣吃，是要大家吃各色蔬果的意思，倒不是真有一種蔬菜或水果叫做彩虹，而自然界的蔬果顏色繁多，也不一定能夠用彩虹的七種顏色來表達。

目前被發現的植化素已超過一萬種，雖然不是人體必需的營養素（意思就是，你不會因為不吃植化素而生病或死亡），但是科學研究發現，植化素具有非常多對身體有益的功效，能夠促進人體生長、代謝、修補，減少發炎與氧化壓力的傷害，部分還有調節荷爾蒙、穩定神經系統、預防癌症的功能。

為什麼「211減重餐盤」主張要吃「彩虹蔬果」？因為每一種植物都只含有幾種植化素，廣泛攝取像彩虹般五顏六色的各種蔬果，才能得到植化素的所有好處。有文獻就指出，來自不同來源的植化素，還具有加成、且互相增強的效應，也就是說，攝取的植化素種類越多，效果會越好[1]。

相對地，如果長期只吃一、兩種蔬菜，甚至反而會有些害處。舉例來說，花椰菜具備很好的抗癌效果，但是有文獻報告顯示，只吃花椰菜作為唯一的蔬菜來源時，會出現甲狀腺低下等副作用。因此，倘若平時只吃單一顏色的蔬菜（例如很多人只吃綠色或淡綠色的蔬菜），就可能遺漏掉一些特別的植化素，所以我建議大家多攝取「彩虹蔬果」，養成吃各色蔬果的習慣，才能獲取最佳效益。

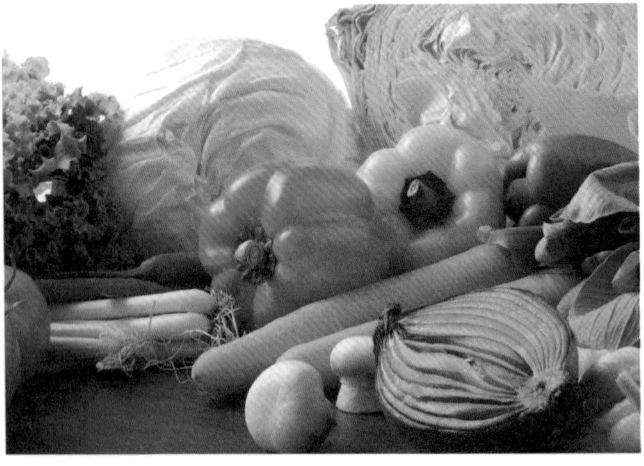

有助減重的好朋友：益生菌、維生素、魚油

◆益生菌

過去科學界並不太重視腸道菌叢，認為腸道菌雖然也可以製造一些B群維生素，但有時卻是對身體有害的汙染源，所以不只是台灣，幾乎世界各國都有抗生素濫用的情形。但最近十幾年，科學上有了一個全新的觀念，認為這些細菌大部分的時候，其實是防止我們生病、幫助健康的。也就是說，腸道細菌不但不是敵人，反而是我們的好朋友。

二〇〇六年，國際間有好幾個研究團隊分別發現，腸道菌叢（gut microbiota）居然會影響肥胖以及糖尿病的發生。美國華盛頓大學的研究人員發現，大腸菌叢的菌種分佈狀態（稱為「菌相」）與小鼠及人類的肥胖或纖瘦體型有高度相關性。研究中發現，所謂的「肥胖菌叢」（obese microbiome）會增加個體熱量攝取的效能，更有趣的是，這個效能還可以「被移植」，也就是說，把「肥胖菌叢」移植到無菌小鼠身上後，這些原本體型纖瘦的小鼠體脂肪會大量增加；移植「苗條菌叢」（lean microbiome）則能讓小鼠保持苗條纖瘦[2]。

我國的國家衛生研究院團隊在二〇一六年也有重要發現，在號稱「永遠吃

---

[1]：Liu, RH. Health benefits of fruit and vegetables are from additive and synergistic combinations of phytochemicals. Am. J. Clin. Nutr. 2003;78(3):517S-520S.

[2]：Turnbaugh PJ, et al. An obesity-associated gut microbiome with increased capacity for energy harvest. Nature 2006;444: 1027-1031.

不胖」的特殊基因變異小鼠（剔除了「雙特異性去磷酸酶dusp6」基因）的腸道內，分離出一株腸道細菌，可抑制高脂飲食造成的發炎反應，達到減肥效果[1]。這項研究成果發表在傑出的國際期刊《自然微生物（*Nature Microbiology*）》上，同時引起國內媒體廣泛報導，因為它證實了此種特定的腸道菌種，能有效增加熱量消耗，抑制飲食所引起的肥胖，讓人怎麼吃都不胖！（我想，這個重大發現應該讓不少人喜出望外吧！）未來可望進一步開發出新的益生菌保健食品，運用於肥胖預防上。

益生菌還具有很多功能，例如可以透過發酵作用，幫助分解食物中的纖維，產生對身體有利的短鏈脂肪酸。這些短鏈脂肪酸以及細菌代謝的產物，在某種層面看起來，就像是另外一個神經荷爾蒙，具有調解免疫系統功能的效果。除此之外，益生菌也能從消化食物纖維的過程中，合成維生素B、K，代謝體內多餘而有害的膽酸及固醇類荷爾蒙，甚至在我們不慎攝入一些毒害物質時，有利於解毒。

所以現在有些科學家把「腸道菌叢」稱為人類的一個新器官（New Organ）或隱藏的器官（Hidden Organ）。有越來越多的研究證實，腸道系統是調節人體免疫、內分泌、神經與情緒的核心，不但影響熱量代謝，腸道菌叢的失衡，還可能是造成過敏、失眠、憂鬱、失智症、巴金森氏症的原因！

說了這麼多，你可能會想問，減肥是否需要補充益生菌？現在市面上有很多益生菌的製劑，讓人眼花撩亂，難以選擇。事實上，即使科學研究方面有很多令人雀躍地發現，到目前為止卻沒有任何一株或一組益生菌可以宣稱特定療效，包括減肥在內，所以我**並不主張要用補充的方式來獲得益生菌，而是應該想辦法利用天然食物，在我們的身體裡培養好菌、調整腸道「菌相」，以幫助減重。**

肥胖的人通常是長年吃進高醣類食物或是不好的油脂，蔬菜、水果及纖維的攝取量一般來說都是嚴重缺乏的，以致於破壞了腸道菌叢的健康平衡，導致「菌相」偏向「有害菌」生長、減少了益生菌。解決的根本之道是努力調整飲食，自然就能促進益生菌的生長！

如果你能掌握正確的飲食配搭原則，就等於掌握住了所謂的「益菌元（prebiotics）」。「益菌元」指的是能夠促進益生菌生長的食物，這些其實都在我們的「211平衡餐盤」裡。所以儘管益生菌很重要，但並不需要做額外補充，假如你真的考慮額外補充一點益生菌，那麼**我的建議是，千萬不要只用一個品牌、單一或少數菌種，否則長期下來，你的腸道菌反而又會偏向某些菌株，對腸道也不是健康的。**

[1]：Ruan JW, et al. Dual-specificity phosphatase 6 deficiency regulates gut microbiome and transcriptome response against diet-induced obesity in mice. Nat Microbiol 2016; 2:16220

◆維生素

維生素（Vitamin，中文亦稱維他命）是微量營養素，也就是說，只要很少的量就可以維持生命運作的需要。傑出的化學家萊納鮑齡（Linus Pauling；一九五四年諾貝爾化學獎得主）深信，大量補充維生素對健康的益處。但是關於維生素與減重的關係，到目前為止都還沒有大規模的研究證實，單獨使用任何一種維生素具有減重效果（這裡的單獨使用是指「只服用維生素，而不配合飲食改變」），也沒有哪一種維生素的「組合」被證實有效，我則認為這主要是受到商業因素影響的關係（維生素價格便宜，又沒有專利保護，廠商不見得願意為研究維生素而投資）。

事實上，從過去有關維生素與代謝作用的研究可發現，「補充」維生素確實對於體重控制有很好的效果；而體內維生素極度缺乏的人，亦被發現會非常難以減重（請注意，我使用的是「補充」兩個字，不是要你只吃維生素，而不配合飲食改變。**單靠維生素是不能減重的！**）。

舉例來說，肥胖的人通常被發現其體內維生素D和維生素C的含量較低。大家都知道，維生素D不但有助於鈣質的吸收，影響骨骼健康，現在也發現，維生素D在肌肉生長與維持方面也扮演了關鍵的角色。像是老年人的「肌少症」，就常常與維生素D缺乏有關。

而在運動時，維生素C充足的人，可比含量不足者多消耗百分之三十的脂肪。而且，人類不同於其他哺乳類動物，在演化過程中失去了自行合成維生素C的能力，因此需要靠額外補充。此外也有研究指出，補充葉酸、B_6跟B_{12}，有助於體重的控制，並且可以減少同半胱胺酸的量，降低罹患心血管疾病的風險。

維生素對體重控制的效應，從文獻看來，應該還是與調節代謝機能有關。雖然少數學者曾發現，嬰兒配方奶或早餐穀類製品裡，添加大量維生素B群，反而有增加體脂肪的風險[1]，但是我自己卻相信，要加強減重效果，應該補充足量的維生素。

我從開始減肥到現在，每天都服用維生素B群，早、晚各一次（相當於兩倍的每日建議量），加上每日一公克的維生素C及八百國際單位的維生素D_3，並配合「211減重餐盤飲食」及運動。我相信，這些對於我的體重控制及體能狀況的維持，是有明顯幫助的。

[1]: Zhou SS and Zhou Y. Excess vitamin intake: An unrecognized risk factor for obesity. World J Diabetes. 2014; 5(1): 1–13.

◆魚油

有些人減肥完全不吃油脂，清淡到了極點。這個做法主要是從熱量的觀點來看，認為油脂的熱量比較高，所以要儘量限制油脂的攝取。另一方面也認為，油脂攝取過多，會引起膽固醇及三酸甘油酯的升高，造成動脈硬化。這些觀念其實已被近年來的營養學研究所摒棄。各國的營養專家們反倒一直在建議，每天的油脂攝取量應佔每日飲食熱量的百分之三十左右，其中最重要的重點是：你吃進了什麼樣的油脂？

什麼算是好的油脂呢？研究發現，魚油因富含有 omega-3 脂肪酸（主要是EPA跟DHA），具有促進脂肪代謝與肌肉生長的功能，也有非常好的抗發炎效果，可以改善因為肥胖造成的慢性發炎，同時它也具有部分降低食慾的效果，能減少減肥期間的飢餓感，甚至於還能壓抑我們對糖的慾望。

更重要的一個效應是，魚油被證實可以增強胰島素的敏感度，提升我們對糖與脂肪的利用率，減少脂肪堆積，並具有降低膽固醇的效果，可以幫助預防心血管疾病。美國食品藥物管理署（FDA）在二〇〇四年即已認可 omega-3 脂肪酸，有降低心血管疾病的健康效應。截止目前為止，FDA更已核准了至少四種 omega-3 脂肪酸的製劑，在臨床上作為「高三酸甘油酯症」的用藥。[1]

前文說過，我們需要「吃好油來燃燒壞油」，魚油就是一種能幫助燃燒壞油的好油！研究顯示，**能攝取富含油脂的深海魚或補充魚油，可明顯降低體內的三酸甘油酯**[2]。

深海魚類如鮭魚、鱈魚、鯖魚等，都是很好的 omega-3 脂肪酸的來源，或是市面上販售的魚油膠囊，也可以方便的買來補充（一般的魚油膠囊大約含有七〇〇至七五〇毫克的 EPA 及 DHA，我自己每天大約吃二至三粒作為補充）。其他**植物性食物或油脂如酪梨、亞麻仁油等，也都富含植物性 omega-3 脂肪酸，是素食者的好選擇**。

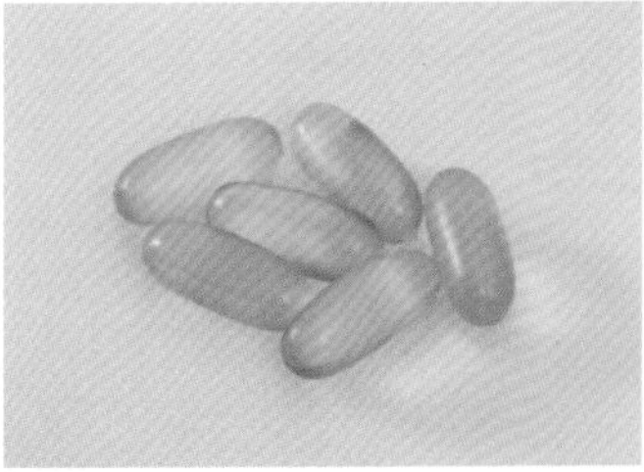

市面上有魚油膠囊產品，方便民眾買來補充。

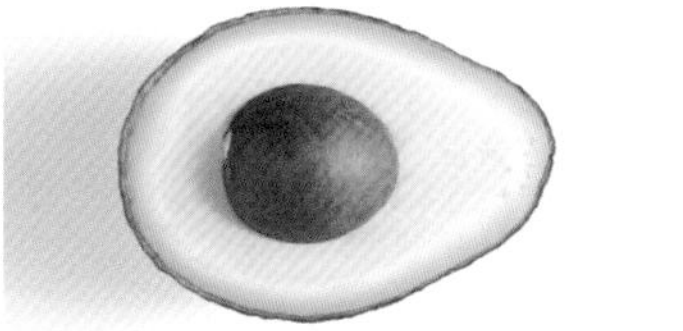

酪梨富含 omega-3 脂肪酸，是素食者的好選擇。

[1]：http://www.nutritionaloutlook.com/articles/fda-approves-three-more-omega-3-drugs-good-or-bad-news-supplements.

[2]：Gunnarsdottir I, et al. Inclusion of fish or fish oil in weight-loss diets for young adults: effects on blood lipids. Int J Obes (Lond). 2008;32(7):1105-12.

✦健康減重，你也可以做得到

分享一 安哥（參加減重班二個多月達標）

成功找回二十年前的身材！

出於想要改善自己健康和身材的想法，公司一開辦「特別減重班」，我第一個就報名參加，而且也是卯足了勁，想要積極執行。當時，我的某些健康檢查數字已經是不佳的，令人有些擔心，而中年人常見的三高問題、自律神經的量測值等，也都超出自己的年齡，SDNN也低於標準值[1]。

加入減重班後，跟隨宋醫師教我們的「211減重餐盤」飲食法及各項運動，讓我在生活中，逐漸落實「健康吃、快樂動」的原則，並且改變了以往許多錯誤的生活習慣，以及懵懂的飲食概念。

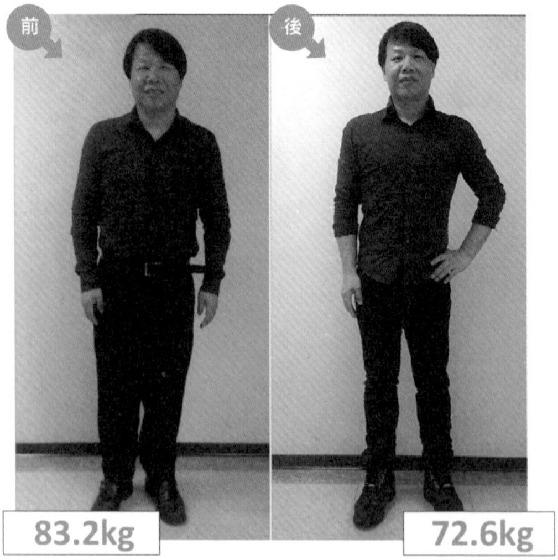

沒多久，我發現體重開始順利的往下降，加上有減重群組各戰友的相互鼓勵和促進，原先設定三個月減百分之十體重的目標，竟提早在二個多月時就達標了！到了減重班結業時，我總共減十・五公斤，減重幅度達百分十二・六，體脂率降下了百分之五・四、腰圍也減少了至少十五・五公分……完全超過原先設定的目標，成效相當驚人！

「揮汗播種者，必含笑收割」，辛苦終於有了代價。這當中，最令人興奮並感到不可思議的是，參加減重班後，短短一個月時間，再量測我的各項健康數值，竟意外的全部變正常了；特別是自律神經的部分，從原先是超齡的情形，減重之後，便成功改善到低於現在的年齡。這才發現，原來減重對於健康的影響這麼大（記得參加課程六周左右，我身體年齡的量測就一直維持在二十、三十歲的範圍中）。

現在，我的睡眠和精神狀況都改善很多，步履輕盈了，公司內部有一陣子沒看到我的人，碰面時都驚訝於我的減重有成，以及瘦身、身材雕塑的效果，甚至還在 **Line** 群組內稱我為「帥帥安哥」！這都要感謝宋醫師，還有公司推動的健康量測及減重活動，為我帶來了許多的益處，唯一困擾的是，我的一些衣服、褲子都要重新購置了！

成功減重無他法，按照醫囑確實執行健康減重計畫，才能夠真正的降下你的脂肪、增加結實的肌肉，讓體態看起來更健康和輕盈。最近一次的健康檢查結果，我從以前一片「滿江紅」的數據，換成一片「綠油油」的漂亮數字，連多年的 B 肝帶原，也在今年的檢查中完全正常了，真是太不可思議了，不只自己高興，家人也同感興奮！

現在我都和就讀大學的大兒子買同樣尺寸的衣服，成功找回二十多年前的身材，沒人再叫我中年大叔囉——請叫我「安哥」！

---

[1]：SDNN 是一種檢測自律神經功能的指標，SDNN 低於標準值，表示自律神經功能較差，甚至有失調的可能。安哥的公司剛好有生產自律神經功能檢測儀，所以減重班學員每週量測身體組成外，也會量測自律神經、血壓等健康指標。

分享二 昭蓉（參加減重班三個月達標）

看著自己「衣帶漸寬」是件多麼美好的事！

我原本的體型就不算纖瘦，每每為了維持身材費盡心思。婚後生第一胎時，因為學業、工作加上小孩，讓我在很短的時間內瘦下來，誤以為第二胎也可以比照辦理，沒想到第二胎產後，竟有三、四公斤肥肉始終「不離不棄」的黏著我，照顧兩個孩子，加上工作忙碌鮮少有時間運動，體重開始緩步走高。

幾年來，不時興起減肥的念頭，也購入跑步機有模有樣的落實了一陣子，但往往辛苦數日好不容易減下的一、二公斤，只要一、兩餐的歡樂進食，輕易地就給「補回來」，幾次下來也逐漸灰心了；去年，還索性把穿不下的舊衣服整理後捐出去，接受自己後半輩子注定得當個胖子的事實！

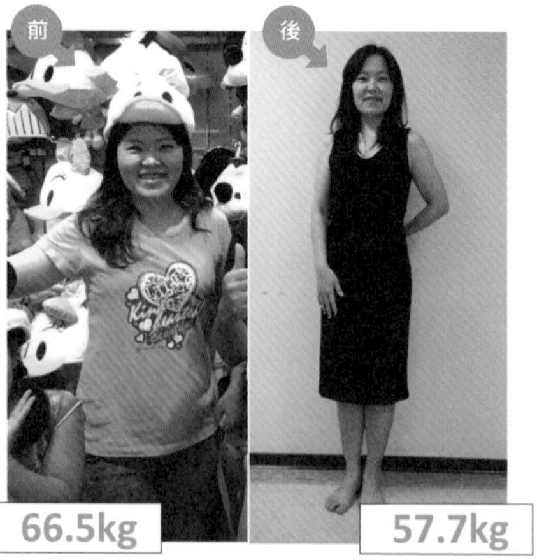

去年四月，公司辦了職場健康活動，開設了「健康減重班」，一方面抱著支持公司活動的想法，另一方面也想藉由比賽的方式激勵自己。「或許這次真的有機會瘦下來吧？」我這樣暗自期待著。為了加強成功的機率，我努力鼓吹、號召幾位跟我有同樣困擾的同事們作伴，一起報名了減重班。

減重期間嚴格的控制飲食是必要的，但面臨到的最大困難是，假日與家人或親友相聚時，除了不容易準備食材外，還要面對其他人的懷疑眼神：這樣減肥有用嗎？有必要這麼痛苦嗎？這樣吃，瘦下來以後一輩子都要這樣吃吧？以後正常吃，應該會再復胖吧？……這些其實很容易打擊到減重的決心與行動，但因為加入了減重班，有伙伴的互相扶持和打氣加油，讓我克服障礙支撐下去，繼續往目標邁進。

減重班每周課程教導我們學習掌握減重的關鍵點，包括食物的準備與選擇、有效的減重運動等等，並運用即時的 Line 群組互動討論，大家會不時分享新知、交換減重心得與問題點，遇到困難時，也會互相激勵鼓舞。宋醫師與全體學員互動密切，針對每位學員的減重記錄提供改善建議，矯正錯誤認知點，並準備專業的營養相關資料訊息提供給學員，透過正確飲食、運動輔助，以及群體的支持，體重計上的數字竟「神奇的」穩定下降！

原來，看著自己「衣帶漸寬」是一件這麼美好的事情啊！短短十二周，我的身材完全回到十年前的尺寸，衣服尺碼由XL重回到M，而且結業才四個月，我的體重仍比結業當時略輕。在減重班學到的飲食控制技巧，讓我得以在偶爾放縱暴飲暴食之後，也能夠輕易地拉回並穩住體重。瘦身後，我的身體輕盈、氣色變好，最重要的是穿甚麼衣服都好看！

全平衡的能量輸出

✦舞動是生命的本能

我們看到小動物，不管是小狗、小貓，或者小嬰兒，幾乎都是在快樂地活動的。我小時候很喜歡養狗，看到小狗我會去抱牠，但狗兒幾乎都會掙脫，然後圍繞著你身旁左跳、右跳，要你陪牠玩，彷彿在享受這個世界的美好，而遊戲和跳動似乎是牠的本能。

小孩似乎也是這樣。我女兒小時候一聽到手機鈴聲，就會自然跟著那跳動的音樂擺動身軀，甚至於有一次我們外出旅行，她還在睡夢中，我的手機鬧鈴響了，當時我正在刷牙，來不及去按掉，我那還在睡夢中的女兒，居然就跟著那段活潑跳躍的音樂擺動身體，妻子與我被逗得樂不可遏。

其實人類天生聽到音樂韻律就會有自然舞動的傾向，在很多部落文化裡，舞蹈可說是日常活動，反而因文明與禮教，壓抑了舞動的天性。有個理論是，就算我們身軀不動，我們體內也都會有個舞動的靈魂一直存在。

你看幼小的動物包括人類，很少是胖的。嬰幼兒時期的肥胖，如果不是先天性的疾病，就多半是大人過度餵食的結果；到了兒童時期，若無正確飲食習慣，加上現代教育環境又大量限制他們的活動空間與時間，就可能導致我們現在常見到許多的青少年肥胖案例。

事實上，**自然地舞動就可以有效預防發胖**。我們不需要像古代農夫那樣勞動，也不需要像原始部落族人那樣熱烈的祭典與舞蹈，平時只要有適度的活動，基本上是不容易發胖的。有人說，運動一定要非常制式，或是有技巧、揮汗如雨的，才有減肥功效，然而研究證實，這些不但不必要，反而是錯誤的。如果你要雕塑身材，練出像健美先生那樣的肌肉，確實是需要一些特殊的訓練方式，但如果你只是想要達要減重的目的，絕對不需要這麼辛苦與嚴格的運動方式。

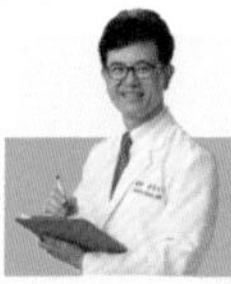

宋醫師的減重筆記

運動第一大原則：適量，以避免運動傷害！

我的運動天賦平庸，但從小愛跑、愛跳，受過一些基本舞蹈及體適能健身訓練，最近還取得了體適能健身教練證書。我最重要的心得是：「絕對不要造成運動傷害！」任何形式的訓練前，一定要有適當充足的暖身運動，訓練後則做緩和運動，伸展肌肉。

在訓練當中，寧可選擇強度稍弱的項目，花久一點的時間達到目標，也千萬不要過度運動，造成肌肉、肌腱、韌帶甚至骨骼的傷害。因為運動傷害會減損你的運動能力，中斷你的減重計劃。如果你忍痛繼續運動，甚至可能造成更嚴重的、永久性的傷害，變成慢性痛症，終身無法正常運動，那可真是得不償失。

我自己的健身減重運動很簡單，平常以騎腳踏車為主，每週陪女兒游泳一次，上班時間抓了空檔就甩手、抬腿，家裡也購置了啞鈴、滾輪、訓練椅等器材，**每週固定做二至三次中等強度的肌力訓練**。而我認為最容易上手、隨時可執行的減重運動，就是聽著音樂、舞動身軀，當然不能只是輕微的晃動，還是得要有些基本的肢體動作。

✦低衝擊尼雅運動

走筆至此，我想分享一種目前在美國正逐漸被大家認知的一種運動形式，叫做ＮＩＡ（尼雅舞蹈）。ＮＩＡ的原意為「非衝擊性有氧舞蹈（Non-impact Aerobics）」，意指所有動作都是低衝擊、甚至無衝擊性，非常適合所有人——尤其是沒有運動基礎，或者怕運動傷害的人（如久未運動而想減肥的人）。這個新創的運動方式，結合了舞蹈、武術及所謂的「正念（mindfulness）」，讓身體隨著意念的流動，而自在舒適地舞動。

原創辦人黛比・羅莎絲（Debbie Rosas）因為認為「非衝擊性有氧舞蹈」不足以表現它的精髓，而將它改為「神經肌肉整合活動（Neuromuscular Integrative Activity；縮寫也是ＮＩＡ）」，並自一九八〇年代中期以來，在國外已發展成為許多醫院所採用作為身心復健的運動，對於巴金森氏症等慢性病患尤其有效。後來，隨著許多舞者的投入與體悟，ＮＩＡ又被賦予一點禪味地被稱作「Now I Am（當下我是；縮寫仍是ＮＩＡ）」。

不管它叫什麼名字，我的朋友——專業ＮＩＡ老師陳秀惠戲謔地把ＮＩＡ翻譯為「泥鴨舞」。每年，她從波士頓回來時，都會帶我們一群「老朋友」跳ＮＩＡ。（照片中鶴髮童顏的舞者就是秀惠老師。在這邊跟大家分享一件事，雖然我不是正式的舞者，但我年輕時有個機緣，在大四時考取了第六屆的「中華民國青年友好訪問團」，團員共二十八人，來自全國各大專院校，於一九八〇年分二團在美國東、西岸各約二十個城市巡迴演出二個月，慰問留學生與僑胞。在我們之前五屆的青訪團，都是以才藝表演的形式出訪，我們這一屆居然是用舞劇，當時指導我們的正是雲門舞集的老師們，包括赫赫有名的林懷民。秀惠老師與我們一群「老朋友」就是當年的青訪團成員。）

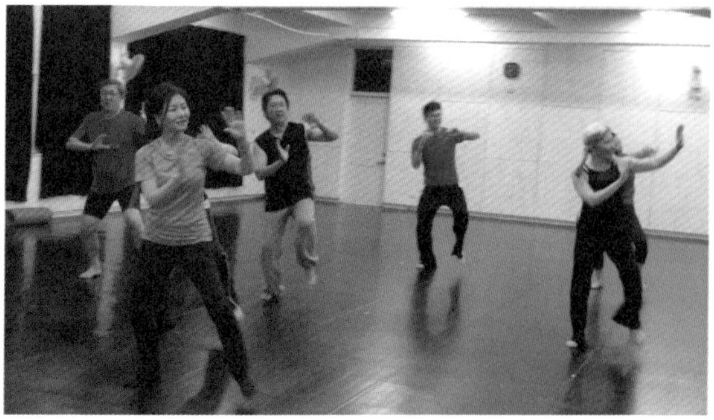
尼雅舞蹈實況

ＮＩＡ透過一些結構式、柔和的流暢動作，有順序地來舞動我們從頭到腳總共十三處關節，達到「以舞健身」、「以韻養心」的效果。但我最喜歡的，是它自由舞動的形式（free style），讓你可以隨著心念流動，帶著身體自在地、不拘形式的舞動。就如同我女兒聽到音樂會自然隨著音樂擺動一樣，讓身體的舞動直接反應出你內心的感動，因此，每當我對制式運動感到厭煩時，我就會放一段音樂，它可以是快節奏的，也可以是慢節奏的，就讓身體自在的隨著音樂擺動。

可別小看這看似簡單的無衝擊性運動，一個鐘頭下來，雖不至於氣喘吁吁，卻也會讓你動到汗流浹背！我想強調的是，**NIA的精神，其實就是透過音樂，來激活你蘊藏在心中想要舞動的細胞，然後將它用隨性的肢體展現出來，達到舒活身心的效果，我們每個人都可以很自然又簡單地做到。**

所以，**什麼是最適當的動？**每個人對於運動的選擇，大概都很難長期只做一種運動，一種運動做久了，大多會覺得無聊，因此我認為，應該還是要回歸生命的本能——聽到音樂就舞動，而且音樂本身能舒緩情緒、放鬆壓力，邊聽音樂邊舞動，這是一種很好的運動形式（網路上有很多有氧舞蹈的影片，你可以一邊聽著音樂，一邊跟著運動，這也是在家裡就可以做得到的一種簡單活動方式）。

我與一般減重教練不同，我不會主張每個人都要用同一套的運動方式。在此分享我的個人經驗，也是衡量我自己能力所及、可以做得到的，因為我從胖子變成現在的狀態，我相信，我能做的，應該也是大部分人可以做得到的。

如果你曾經是運動健將，你當然可以做很多高技巧的運動，來達到運動的目的，但如果你也跟我一樣，並沒有很好的運動基礎，那麼選擇你能力可達得到的運動方式，也才能夠持之以恒，達到減重的目的。

尼雅運動可以幫助你活動身上 13 個重要關節

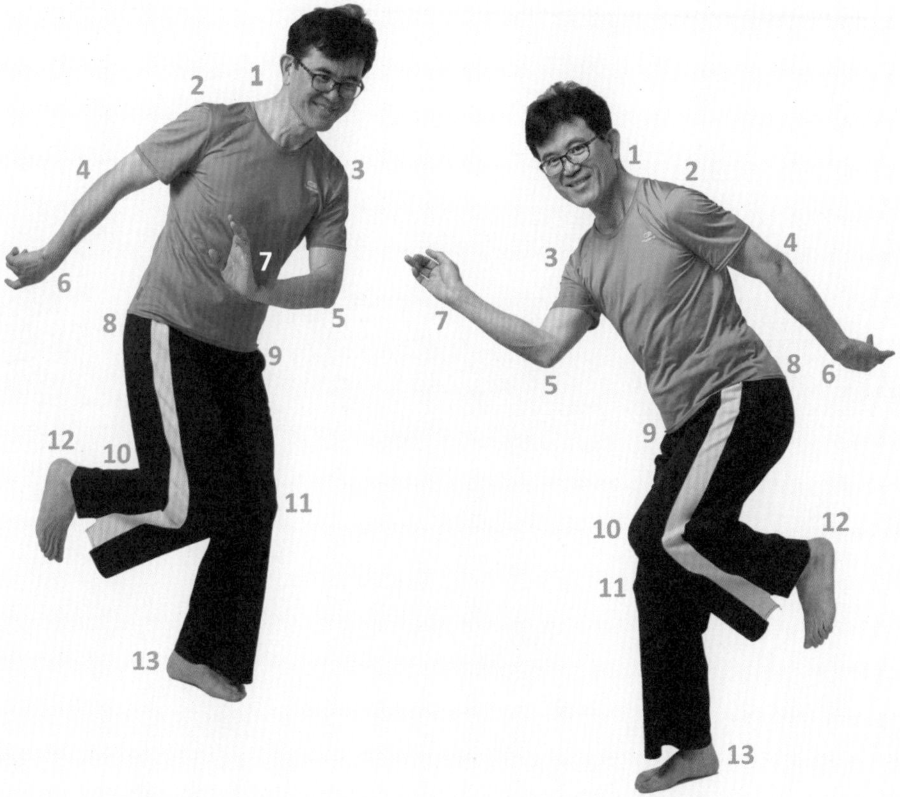

1 整條脊椎

2 3 肩關節

4 5 肘關節

6 7 腕關節

8 9 髖關節

10 11 膝關節

12 13 踝關節

光靠運動能不能減肥？答案是「不能」！或許我說得過於斬釘截鐵，但其實從過去的許多肥胖醫學研究即可證實，單靠運動減重是相當費力又成效不彰的方式。舉例來說，有研究追蹤參與者一年的減重效果，結果發現合併「飲食及運動」可減輕體重達百分之十．八；若只做飲食調整，大約可減少百分之八．五；而光靠運動，則只能減少百分之二．五的體重[1]。

這樣的數據告訴我們，飲食介入的減重成效和運動相比可差三至四倍之多，光靠運動，最多只能達到百分之二十的效應，也就是說，若想減重十公斤，運動最多只能讓你減掉二公斤，其他八公斤仍得靠調整飲食等方式來達成。

很顯然的，只靠運動，完全不控制飲食，恐怕只會事倍功半！依據肥胖研究學者的推估，如果每天能做到「負平衡」五百大卡，平均每週約可減重〇．五到一公斤。這五百大卡如果都要靠運動來達到，你得每天跑步一個鐘頭以上。我不需浪費篇幅詳列每一種運動的熱量消耗程度，只要想想：一個七十公斤的人，以九公里／小時的速度連續跑一小時（如果你每小時可以跑十公里，就可以參加馬拉松比賽了），大約只能消耗掉四百大卡，你應該就可以從中了解，單靠運動是非常不容易達到減重目標的。

相較來說，要達到相同效果，藉由飲食調整會容易得多（一天少吃兩碗飯就減少了五百 六十大卡）。依照本書建議的「211減重餐盤」原則，只要做到「蔬菜一半」的第一大原則，且不談營養均衡，熱量即已大幅減少，根本不必計算熱量，便可輕易達到熱量負平衡。

我自己的切身經驗也是這樣。我從一九八八年開始發胖之後，就一直想減重，等於對減重這件事，我已經想了二十多年，每一次決心比較強的時候，就會開始積極的運動。曾經有段時間，我每天都騎三小時以上的單車，為期長達半年之久，最後，肌肉是有變得稍微結實一些，不過體重幾乎紋風不動，一公斤也沒減。

此外，減重也需注重長期效益。一般體重控制療程多半以「三個月減少百分之十體重」為目標，這是合理有效的減重；而臨床研究對於「成功減重」的定義是：「至少減少百分之十的初始體重，且至少維持一年」。另外，美國臨床營養學會的研究指出，如果能維持理想體重二至五年，那麼後續長久維持的可能性也較高，而且若在減重初期能維持理想體重的時間越久，就越容易長久維持，但在作法上一定得透過飲食調整及持續地運動[2]。

只有健康正確的飲食，加上適當恆久的運動，才能幫助你長期維持理想身材，不再復胖。這真的不只是口號而已，如果你想長時間享「瘦」，這兩件事絕對是不可或缺的要素！

---

[1]: Foster-Schubert KE1, et al. Effect of diet and exercise, alone or combined, on weight and body composition in overweight-to-obese postmenopausal women. Obesity 2012;20(8):1628-38.
[2]: Wing RR, Phelan S. Long-term weight loss maintenance. Am J Clin Nutr 2005; 82(1): 222S-225S.

2. 抬腳運動

我做的第二種運動是簡單的**抬腳運動**。通常是在行程比較忙碌時，利用工作空檔做的，包括**原地踏步**和**抬腿觸膝**。由於這項運動所需要的空間小，在辦公室裡就可以進行，也不需要特殊設備，卻可以充分訓練到腿部及核心肌群，具有很好的瘦身效果。

這個簡單的運動方式，不強調汗流浹背的訓練，每次抬腿時稍作停留，每次約 1 秒鐘，左右交替，一共 60 至 100 下，完成後休息半分鐘，重複做 3 回，這時可能就會有一點喘了。如果要加強核心肌群的訓練效果，我會把抬腿停留在高點的時間加長到至少 30 秒，左右交替，共 10 至 20 下，做一回就夠了，這樣等於是單腳站立，訓練身體的平衡，而身體平衡主要就是靠核心肌群。我在游泳以及做肌力或重量訓練前，也會把這個抬腿運動加快，不在高點停留，左右交替，共做 150 至 300 下（約需 5 分鐘），我覺得這樣也是很好的暖身運動。

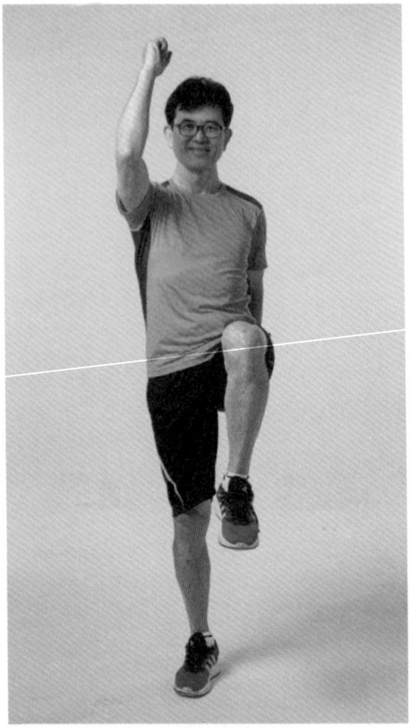

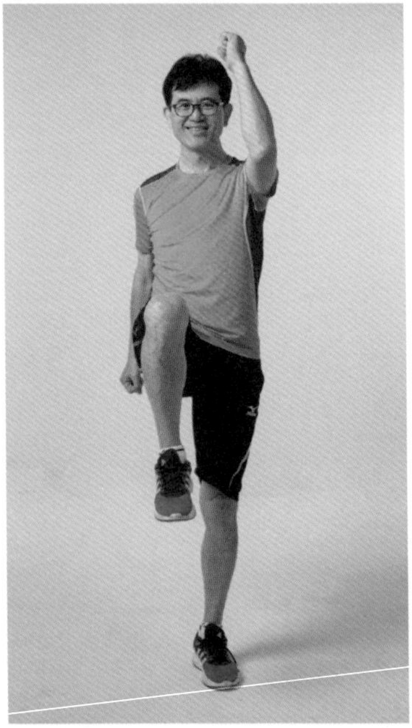

簡單的抬腿運動，卻可以訓練到腿部及核心肌群。

宋醫師的減重運動

1. 腳踏車／飛輪

我一開始減重的時候，選擇的是**騎腳踏車**，包括戶外的越野車，以及室內的固定式固定腳踏車，理由是，我胖了近 30 年，我的足弓塌陷變成扁平足，沒辦法跑很久（我年輕時曾是 1500、3000m 的田徑選手），我的膝蓋也因為長期的肥胖，有輕微的退化性關節炎，跑起步來會有些疼痛，而騎腳踏車對膝蓋及足部算是一個較低衝擊的運動。

如果你有好的體能，騎腳踏車其實是不錯的選擇，體力較好的時候，甚至可以選擇「**飛輪**」的訓練，具有相當好的減重效果，更是極佳的心肺訓練。飛輪訓練可以到健身房請教練帶領，也可利用網路上許多飛輪訓練的影音資源，照著它做就可以了，我現在也是用網路下載的影片來做自我訓練。

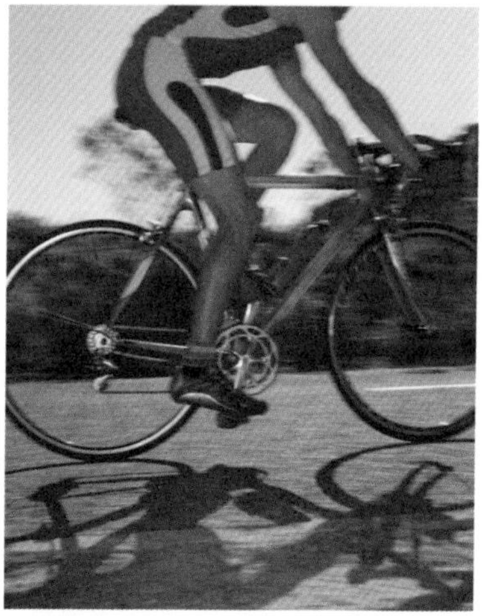

騎腳踏車對膝蓋及足部算是一個較低衝擊的運動。

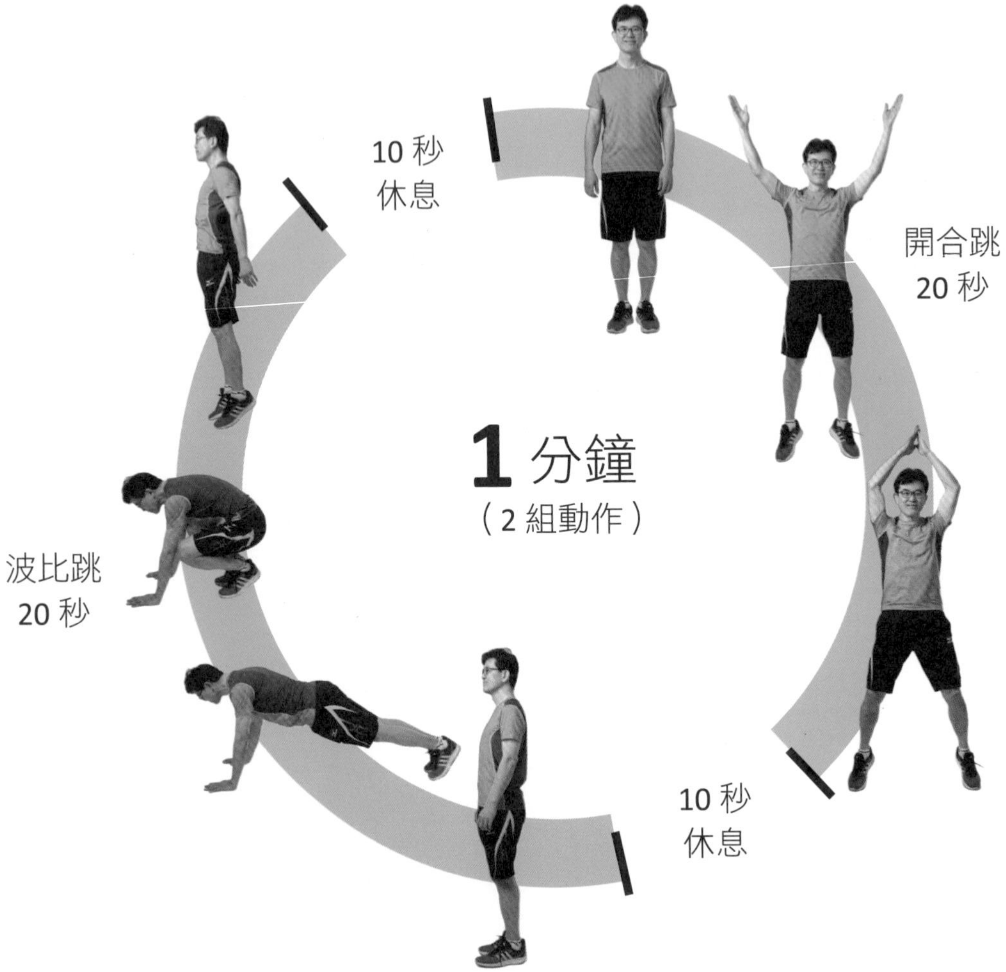
10 秒
休息
開合跳
20 秒
1 分鐘
（2 組動作）
波比跳
20 秒
10 秒
休息

3. TABATA

第三種則是近年來很夯的運動形式，**叫做 TABATA**。我在一年多前，才開始嘗試這項運動，但是一做就非常喜歡，因為它只需要 4 分鐘的操演，居然就可以達到傳統跑步或騎車等有氧運動同樣的功效，非常適合行程忙碌的人，抽出空來操作。

要注意的是，TABATA 算是一種高強度間歇性運動（high intensity interval training，HIIT），必須有相當的體能基礎才可以從事，並**不建議當作減重初期的運動**，而且，如同所有的體能訓練法，**訓練前應有充分（至少 5 分鐘）的暖身運動，訓練後應做收操伸展。**

「TABATA 訓練法」是田畑泉（Izumi Tabata）教授發明的。田畑泉為日本京都立命館大學健康科學研究所教授，經過多年的運動科學研究，在 1996 年提出了一個四分鐘的高強度間歇式訓練，演變成全球都很夯的體能訓練法。TABATA 的運動組合很簡單，透過四個不同的動作，例如開合跳、高抬腿、交互蹲、波比跳等，依序「盡全力」做 20 秒，中間休息 10 秒，重複兩次，全程只需做四分鐘即可。

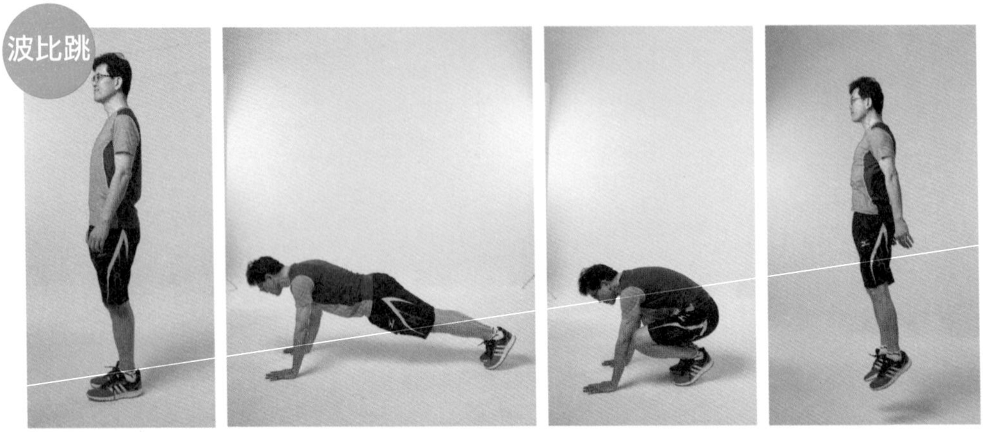

目前市面上有很多關於 TABATA 的書籍，網路上也有很多這方面訊息，所以我不再贅述，我只想強調：

1. 這個方法有紮實的運動生理學研究基礎，**可以有效的增加最大耗氧量**，利用較短時間就能達到良好的體能訓練效果，但是並無論文支持做 TABATA 可增肌減脂，甚至最近的研究反而認為 TABATA 訓練**不會明顯增加肌肉量**。
2. 由於在短時間內要進行四個「全力」高強度的動作，**初學者一定要在操作 TABATA 訓練前，有 2 至 3 周中等強度的有氧訓練**，等到體能進步到一定程度後，再來進行這種強度變化很大的訓練，才不致於受傷。
3. TABATA 訓練法的設計是**每週只訓練四天，並不建議每天執行**。每次訓練前後一定要適當暖身及收操。

開合跳

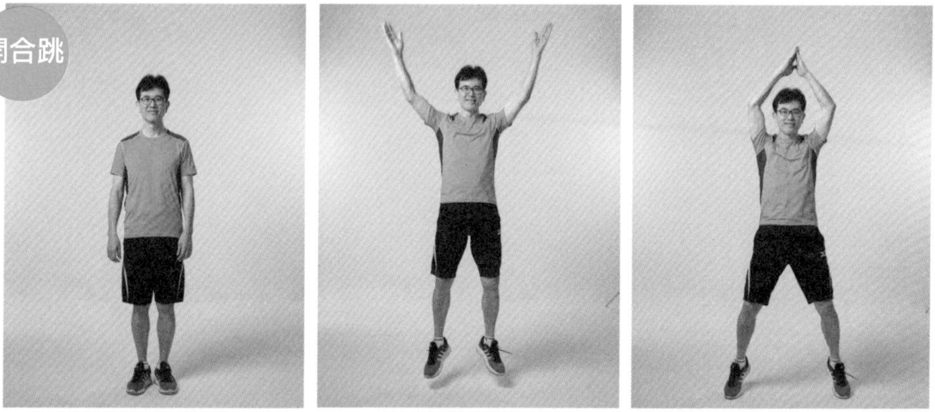

高抬腿

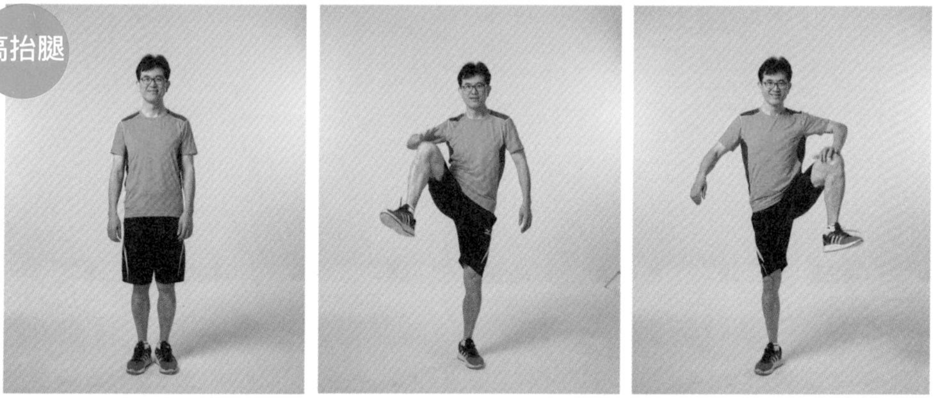

交互蹲

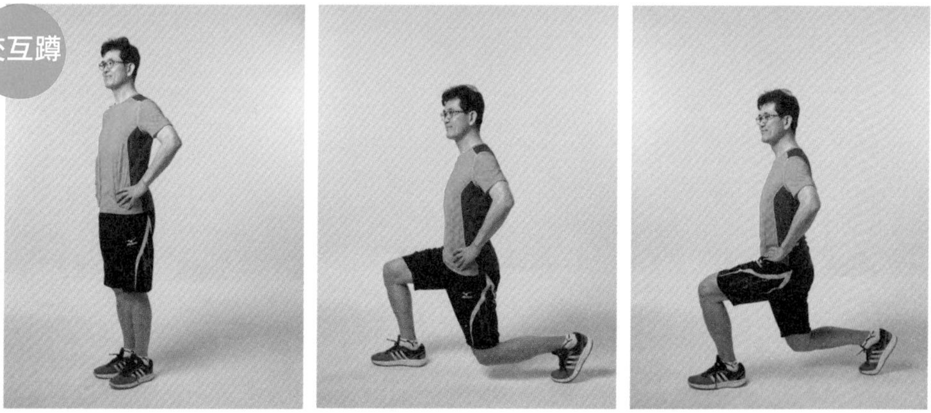

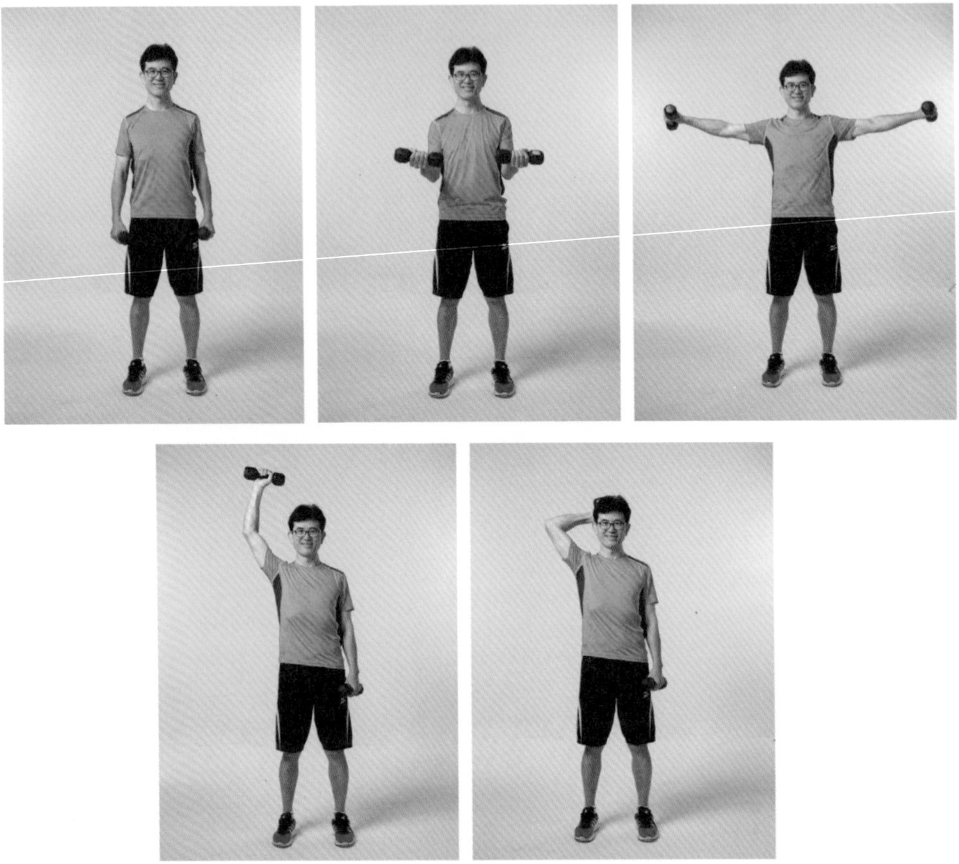

肌力訓練原則首重動作正確，不要受傷。
一開始可用較輕量的啞鈴來練習。

4. 肌力訓練

我做的第四種運動就是**肌力訓練**，這是我在接受肥胖症專科訓練之後才知道必須要做的。肌力訓練、阻力訓練、重量訓練常被混為一談，其實三者並不相同，但目的都是增加肌肉的份量及力量。

肌力訓練是一種較廣義的説法，泛指任何能增加肌肉的訓練，所以包括阻力訓練及重量訓練都算是肌力訓練。阻力訓練是利用外在阻力或重量，例如彈力帶、啞鈴或水中行走的阻力，或者利用身體本身的重量在肢體局部加強，像是深蹲、伏地挺身等；而重量訓練是依靠負重，最常見的是在健身房裡使用器械的各種訓練。我因為無法配合健身房的時間，所以都是在家裡以啞鈴來做訓練。**任何一種肌力訓練都有一個大原則，那就是動作一定要正確到位，不講求速度，這樣才有訓練效果，也比較不會受傷。**

由於肌肉是最能增加身體能量代謝的組織，所以對減重的目的來説，飲食是在控制營養及熱量的攝取，有氧運動則用來增加心肺功能及身體的氧氣吸收能力。但只有透過肌肉訓練，才能有效增加肌肉組織，進而提升基礎代謝率，長久維持健康體重。

我之所以減重是想維持身體健康，並沒有要成為「健美先生」，所以我的肌力訓練主要還是做大肌肉群訓練，上肢部分我利用啞鈴來訓練肱二頭肌、三頭肌、三角肌，並以伏地挺身訓練胸大肌，下肢部分則利用深蹲及固定式腳踏車做高強度的飛輪訓練。我還是要叮嚀一句：**安全第一，任何運動前後一定要暖身、收操，而且一定不可過量運動，避免運動傷害！**

✦「靜」，是健康減重的必要條件

你一定覺得很奇怪，大家都鼓勵要多動，難道安靜可以減肥嗎？是的，在減肥過程中，我們在飲食方面的控制以及運動方面的加強，必須要有適當休息，讓身體把代謝所產生的廢物排出，也要讓運動時肌肉所做的消耗，有機會進行修補及增生。科學研究告訴我們，如果只是做很大量的運動，而沒有適當的休息，運動時所產生代謝的廢物，很容易會變成肌肉細胞的毒性物質，產生大量的氧化壓力，長期下來就會造成身體的發炎狀態。這種慢性發炎正是肥胖衍生各種慢性

3. **最有效的「減肥運動」組合，就是早上做有氧運動，下午再做一些中高強度的肌力訓練。**有些人礙於工作時間，無法撥出較長時間運動，我常建議他們不妨「分期付款」，早中晚各運動 15 分鐘，早上快走（有氧運動），中午做些肌力訓練，傍晚再補做日間不足的部分，效果更佳。我自己在撰寫本書的時候，就是這樣分段執行，反而體重、體脂肪下降更多。

4. 在運動完 30 分鐘至 1 小時內，所吃進的蛋白質和醣分會很快被代謝，以遞補運動所散失的熱量，並且較不容易囤積脂肪。有些運動生理學的研究發現，**做完阻力訓練後「立即」進食主餐，具有最好的增肌效果** [1]。

   我建議大家，如果要參加聚餐宴席，不妨事前先運動一下，把那一餐吞下大魚大肉的肥油危害，扭轉為增肌效應。平時運動結束後，也可適度補充一些豆腐和雞胸肉，或是來一杯無糖豆漿，將有助於肌肉的生成和修復。

---

[1]：Areta JL, et al. Timing and distribution of protein ingestion during prolonged recovery from resistance exercise alters myofibrillar protein synthesis. J Physiol. 2013;591(9):2319-31.

疾病的根源之一！

以生理學的機制來看，身體本來就有一個維持生命自然韻律的調節系統，那就是內分泌系統。我們每天早上起來，是需要活動的。古時候的人類還需要去打獵、覓食，在覓食過程中，說不定還會遇到敵人等生命威脅。因此白天時我們身體的狀態，是可以維持我們生命的需要，或應付日常的壓力，而支撐這些活動最主要的是依賴一種荷爾蒙，就是我們的腎上腺皮質醇。

腎上腺皮質醇到了晚上，濃度就會逐漸下降，身體也就進入一個預備要休息的狀態，此時換成生長激素濃度慢慢增加。生長激素分泌

掌握「食」機與「時」機，讓減重運動更有效！

有人會問，什麼時間運動最合適、最有效？這是一個好問題，也有非常多的研究在探討。首先你必須知道，運動是減肥的重要、甚至必要手段之一，但絕不能只靠運動來減肥。其次，不同種類的運動、在不同的時間進行，會有不同的效果。簡單地說：

1. **早晨進行有氧運動，「燃脂」效果最佳。**因為經過一夜的休息，精神狀態最好，加上晨起空腹，血糖相對較低，這個時間運動，會啟動糖質新生的生化反應，而有最好的減脂效果。但是請注意，如果晨間要從事高強度運動，建議一定要吃一些優質的食物（當然不應該吃到飽脹），尤其有血糖問題的朋友不適合空腹運動，一定要先吃少量的澱粉類食物，運動時最好也攜帶一些點心，否則可能發生低血糖的風險。另外要注意，早晨如果過度運動，反而會造成肌肉流失。

2. **下午進行中高強度訓練或肌力訓練，最能鍛鍊肌肉。**有些研究發現，下午運動的強度及耐力都比上午好。但是仍請注意，任何時候，大家都不宜過度運動。

最旺盛的時間，大約是晚上九點到隔天早上九點間，如果我們在減肥期間還有很多的工作壓力，還有很多額外的行程、約會，或是自身的生活習慣喜歡在晚上看電視、看書，或是滑手機，滑到三更半夜都不睡覺，那麼我們的腎上腺皮質醇就會一直分泌，讓你有精神從事這些活動，但是這樣一來，我們的身體就沒有時間分泌足夠的生長激素。生長激素的功能是用來修補白天累積的消耗，當生長激素不足時，肌肉不會生長，白天受到傷害的組織，也會欠缺恢復至正常狀態的機會。

還有一點，生長激素的分泌與正常的睡眠週期是息息相關的。研究發現，在正常時段睡覺的人（晚上十一點入睡到早上七點起床），其睡眠期間分泌的生長激素，約佔一天總量的百分之五十三，且另一個與睡眠有重要關係的褪黑激素，則是規律的在夜間十點左右大量分泌，誘發睡意。有些上大夜班的人，睡覺期間可能在早上七點到下午三點間，其生長激素的分泌量便呈現大幅減少，反而在醒著的時候，生長激素出現無規律脈衝的情形，甚至擾亂褪黑激素的分泌，變成在夜間九點四十五分到清晨五點之間不規則啟動[1]。

因此，正常的睡眠習慣是非常重要的。有些孩子會跟父母爭辯說，晚上十一點睡到早上七點，和半夜三、四點睡到中午不是一樣嗎？這項研究結果告訴我們，熬夜之後，就算睡了七、八個小時，對身體的「荷爾蒙韻律」仍然是一種傷害。

熬夜不休息，使得腎上腺皮質醇持續作用，腎上腺皮質醇其實就是一種類固醇。大家都聽過，類固醇會造成水牛肩、大肚子、月亮臉等副作用，**長期熬夜不睡覺的人，自己身上所分泌的腎上腺皮質醇，等於就是在長期服用類固醇，即使吃得再少（指節食），一樣會產生這些體態的變化。**

講得更深入一點，腎上腺皮質醇也就是一種壓力荷爾蒙，它會使你主要器官的代謝率大幅降低，同時會消耗蛋白質轉化為葡萄糖，提供我們作為身體的能源，以應付壓力。而另一方面，腎上腺皮質醇的分泌，也會讓身體以為是處在「敵人要來攻擊你」的狀態，這時候身體的自然反應是——盡可能的儲存能量。

很多肥胖的朋友說：「喝水都會胖」，這是為什麼呢？喝水是不可能胖的，但肥胖的人因為基礎代謝率低、消耗熱量少，而儲存熱量的效率卻異常的高，才會導致「喝水都會胖」。所以想減重一定要注意到休息、睡眠的重要性，並且需要在正確的時間去休息[2]。

總而言之，最好的就寢時間是在晚上十一點以前，且每一天的睡眠如果要達到減肥效果，至少需要六．五至八小時，超過八小時的睡眠，對身體又會造成另一種氧化的壓力，對於體重控制也是不利的[3]！

---

[1]：Brandenberger G, Weibel L. The 24-h growth hormone rhythm in men: sleep and circadian influences questioned. J Sleep Res. 2004 Sep;13(3):251-5.

[2]：Panda S. Circadian physiology of metabolism. Science. 2016;354(6315):1008-1015.

[3]：Sridhar GR, Sanjana NS. Sleep, circadian dysrhythmia, obesity and diabetes. World J Diabetes. 2016 Nov 15;7(19):515-522.

✦靜坐能減肥？

睡眠只是讓身體休息、安靜、修復、再生的一種生理需求，它是生命必需的，除了避免熬夜之外，你似乎沒有主動控制的空間。在這一節裡，我要推薦讀者朋友們進入另一種「主動安靜」的狀態，包括靈修、默想、靜坐、禪定等，不論是哪一種名詞，它所代表的意義都有一個核心，英文叫做mindfulness，中文有人翻譯為「正念」，但我覺得「正念」有些矯情，我認為它代表的是一個「自我覺察」的訓練。

我們都知道，心肺功能與肌肉力量需要靠反覆的運動來鍛鍊，才會健壯有力；同理，我們的**意念與覺察能力，也需要不斷地鍛鍊**，才能透徹明白，辨別哪些行為與物質是對我們身心（甚至「靈」）有益或有害的，而靜坐、靈修、禪定都是鍛鍊的方式而已，就如同各種有氧運動與重量訓練，是用來鍛鍊體適能的方法一樣。或者我們可以說，靜坐、靈修等覺察技巧，是為了訓練我們的**「心適能」**，當我們有了良好的「心適能」，就能自在的駕馭飲食、運動、工作、休眠等行為，讓我們身心更加健康。

有關於靜坐的方法，各門各派都有，有的講得很玄、有的講得很學術，我個人經歷過多種方法後，我的心得是：**任何一種方法都可以，只要符合你自己的個性**。

另外還有一個重要心得是：靜坐的關鍵在於**「靜」，不見得要「坐」**，尤其是盤腿而坐，對很多人而言，其實蠻折磨的。我聽過一位老師說，靈修或修行應該是愉悅的，不是苦修苦練，我深表同意。

我先談談靜坐的實際效果。你一定滿心疑問，安靜的坐在那邊也有減重的效果嗎？的確，靜坐減肥的論文還不少呢，這裡舉一篇論文與大家分享：

知名的加州大學舊金山分校（UCSF）研究團隊，在二〇一一年發表一篇報告。他們將四十七位肥胖女性志願者隨機分為兩組，兩組都接受基本的飲食與運動衛教，但是沒有提供食譜或運動處方。其中，實驗組接受四個月的「飲食覺察」訓練，她們必須時時刻刻覺察、分享吃東西的經驗與感受，並且每天有三十分鐘的靜坐，對照組則處在「等候訓練」狀態。

研究期間，所有志願者都定期評量她們對食物渴望的程度、進食行為、精神壓力、腹部脂肪（用精密的DXA儀器）及清晨腎上腺皮質醇反應（cortisol awakening response，一種客觀評估壓力適應能力的方法）。結果發現，實驗組（接受靜坐覺察訓練）的女士們顯著增進壓力適應能力、減少腹部脂肪、改善慢性壓力狀態，而且增進了自我覺察的能力；對照組卻在這四個月內，不僅對壓力適應能力沒有改變，而且體重繼續增加[1]。

各位從這篇論文裡可以很清楚的看到，在減重療程中，如果能夠進行靜坐

---

[1]：Daubenmier J, et al. Mindfulness Intervention for Stress Eating to Reduce Cortisol and Abdominal Fat among Overweight and Obese Women: An Exploratory Randomized Controlled Study. J Obes. 2011;2011:651936.

覺察的訓練，就可以獲得相當好的減肥效果（即使只做簡單飲食與運動衛教），而且還能降低慢性壓力、增進壓力適應能力！二〇一五年的一篇回顧，也同樣肯定靜坐覺察具有輔助體重控制的效果[1]。

此外，靜坐還有其他對身體健康有益的好處，我們前面提到，壓力會造成身體肥胖，有時候你是處在一個不自覺的壓力當中，例如我有一個患者，在我詢問他有沒有壓力時，他大概都會聳聳肩說：「不覺得有什麼壓力」。但他身為一家公司的總經理，日理萬機，來看我門診時常說「隔天又要飛到哪裡」，聽他講起來，似乎每個月大概都要做十趟以上的飛行，所以當他說沒有壓力時，我只能稱讚他對壓力頗能調適的，但他的身體其實是充滿壓力而不自知！

我曾經問過這位總經理：「喜不喜歡按摩？」他笑笑說，「那還用問，我都需要最強力的按摩才能抒壓」，你說他有沒有壓力呢？剛好這位總經理的體重也相當重。而他吃什麼呢？他告訴我說他吃得很少，早餐常常就是一個包子或一個饅頭，午餐最多十個餃子，晚餐也許只吃一碗麵，各位一定會覺得：吃這麼少怎麼會胖呢？

從前面健康餐盤的概念來看，他吃的食物以澱粉類居多，所以容易致胖。你也可能會好奇，他吃的量這麼少，總熱量應該還是不夠的，那為什麼還會胖？原因就在於，他在這樣的壓力底下，他身體的自然反應就是：任何熱量都要盡可能保存！他平常一定是硬撐著在應付日常的生活，處在一個脂肪組織與工作會用到的器官如腦、眼等，兩相競爭能量的狀態中，也因此，他一方面雖然吃得少，另一方面，壓力造成腎上腺皮質醇分泌，所有的熱量也都轉化為脂肪儲存下來，當然會導致越來越胖，彷彿喝水就會胖那樣。

如果你能接受並且執行靜坐，就能大幅地扭轉這種壓力狀態。根據研究，只要進行十分鐘的靜坐，便可讓你的腦波，從一個紛亂、活躍的狀態，進入平和、安靜的情境，從腦波檢查或是磁振造影檢查都可以證實這一點。不但如此，靜坐也可以改變你的荷爾蒙狀態，讓促進修補的生長激素升高，也可以讓調節情緒的血清素、多巴胺等激素上升，同時因為壓力的下降，腎上腺皮質醇的濃度也會跟著下降，整個人就進入了一個「生長↓修補↓安靜↓平和」的狀態中。

血清素跟多巴胺與人類的正向情緒有關，有效的靜坐之後，人除了變得比較安靜，對世界的看法也會比較正向，做事會比較積極、有衝勁；而血清素到了夜裡又會代謝成為褪黑激素，能夠幫助睡眠。我自己在大約十年以前接觸到靜坐，剛開始也是有一搭、沒一搭的做。等到我開始認真面對自己的體重，閱讀了相關的書籍，並且很認真去瞭解靜坐的生理效應後，我就很高興且嚴格的把靜坐列為每日減重排程裡。**我每天打坐時間並不長，最多就是四十分鐘，時間不夠的時候，只做十五分**

[1]：Olson KL, Emery CF. Mindfulness and weight loss: a systematic review. Psychosom Med. 2015 Jan;77(1):59-67.

鐘也可以達到很好的效果。

靜坐的方法其實很簡單，只要找一個安靜的地方，能夠暫時不受人干擾的一個小空間坐下來就可以了。你可以坐在椅子上，也可以盤腿坐在地板上，如果你想要練瑜伽，或是像佛教徒那樣腳掌向上的姿勢（不管是單盤或雙盤）當然也可以，但那個動作可能會讓你的雙腳非常疼痛。

比較有挑戰性的，其實是「意念」的訓練。要讓意念進入覺察狀態，並不容易。初學靜坐的人，常常不知不覺地，意念就飄到別的地方去。這時請不要覺得罪過，只要把意念拉回來就可以了。覺察的鍛煉就是：飄走、拉回、飄走、再拉回，反覆的練習，最後一定能夠把意念定住。

我不想挑戰各個方法對於靜坐姿勢的神奇理論。有的方法認為，靜坐姿勢是跟天地間能量接軌的通道，包括手的姿勢、舌頭的位置等，統稱為手印或身印。我試過不同方法，發現有太多說法，難以細查它們的歷史淵源，當然更難查證每個身印是否有科學根據，所以我**靜坐時，基本上只做幾個我認為做起來比較舒服的動作。**

第一個，我會把舌頭上捲，在行家的說法，這個叫做「逆舌身印」。我覺得舌頭捲起來時，會自然的生津解渴，讓你在打坐期間，口水源源不絕地供應。**第二個手印是，我會把**

拇指跟中指對扣，朝天輕輕放在雙膝，不管是坐在椅子上或是盤腿都可以，這個手印也有個好聽的名字，叫做「如來手印」，也不管這個名稱如何，這個姿勢讓我覺得，雙手擺在膝上，能讓肩膀得到輕微支撐，使肩膀肌肉得到放鬆。**接下來一個很重要的地方，就是在靜坐時，背桿一定要打直**，即便你坐在椅子上，也不要靠著椅背，因為這樣的打坐姿勢，讓你不會因為眼睛閉起（或是有些方法主張眼睛要微睜）而睡著。

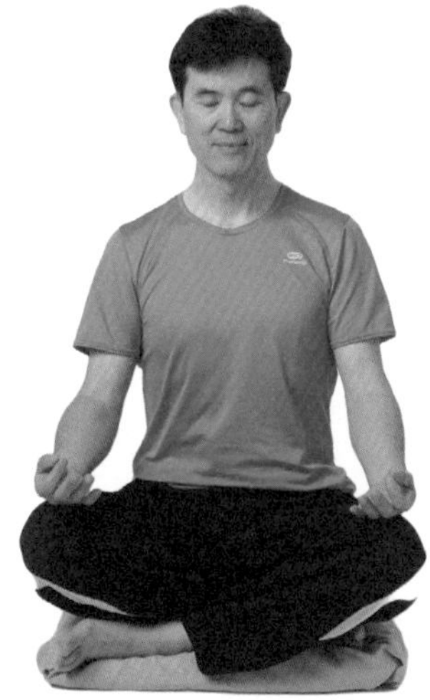

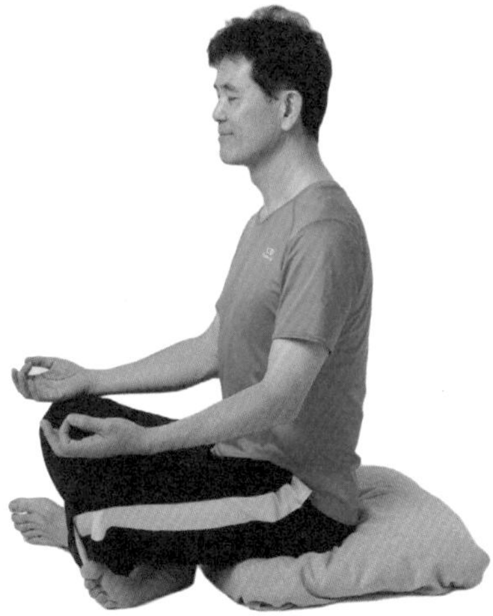

靜坐時要以放鬆的姿態坐好，背桿打直，訓練讓意念進入覺察狀態。

關於這點你一定會問，既然睡覺也有幫忙，那為什麼不乾脆順便睡覺休息呢？小睡片刻跟有覺察的打坐是不同的。睡眠是很好的休息，但靜坐覺察卻是一個主動的靜止狀態。在靜止的表面下，其實是有一種高層次的腦部活動，透過對自己的內觀，我們的意識會掃描我們的肢體、臟器、呼吸，乃至於眼睛、耳朵、鼻子、舌頭、皮膚等所有感覺，甚至於去感覺我們自己所有的意念。

在這個練習的過程裡，我們可以感覺到，壓力在我們身上所造成的肢體疼痛、肌肉疲痛、關節緊張，以及眼睛、耳朵、鼻子、舌頭所看到、聽到、聞到、嚐到的不自然、不舒服的感覺。透過這樣意念的掃描、分析、洗滌跟重組，我們可以慢慢的用意念去放鬆我們的壓力，用意念去讓疼痛的肌肉不再痠痛，用意念去讓緊繃的筋骨、關節放鬆，也可以用意念去告訴我們，不要再去看那些不該看的、聽那些不想聽的、吃那些不該吃的。

更有趣的是，也許在你的生活當中，原本不自覺擾亂你的那些繁瑣的事情，因為你有時間安安靜靜地去觀察，而找到了一個很好的解決方案，從此跟煩惱說再見！

✦呼吸、氧氣與減重

靜坐，除了訓練覺察的能力、減低慢性壓力、提升「心適能」外，它其實還有一個很明顯的生理效應，那就是增加身體的「攝氧量」。**各種靜坐的方法，無論是禪定、瑜伽、太極或者其他相關的靜坐方式，都有一個核心重點，那就是「呼吸」，而且是「深呼吸」，有人稱之為「腹式呼吸」**。「腹式呼吸」會讓氧氣在肺裡停留的時間與深度都達到最佳化，因此能達到最好的氧氣交換效果。

對我們每個人來說，呼吸是與生俱來的能力，而氧氣對人的必要性，大家也都打從孩提時代就知道，但卻似乎從來不曾認知過自己可能缺氧。仔細去探討我們身體需要氧的程度，以及真正對健康最有幫助的氧氣濃度，這當中其實是有很大差距的。

環境中的氧氣濃度降低，或者肺部換氣不足，就可能影響到我們血中氧氣的飽和度。在空氣稀薄的高山上，空氣中的氧氣濃度雖然跟平地一樣是百分之二十一，但因為進入肺泡的氧氣總量減少，造成肺泡中的氧氣壓力（稱為「分壓」）與血液中氧氣「分壓」之間的壓力差下降，使得單位時間內，肺泡擴散到毛細管的氧氣減少，血氧飽和度也會明顯降低。一般人所謂的「高山症」，主要發生原因就是血氧太低，造成了頭痛、嘔吐等症狀，更嚴重的時候還會造成肺水腫，危及生命。

在平地，這樣的問題並不多，但是現代空氣汙染嚴重，加上我們經常處於密閉空間，很多人一起工作，冷氣房採用的也是室內循環，所以周圍環境的空氣裡，氧氣濃度就會比公園的新鮮空氣要來得低。更糟糕的是，現代人的工作方式以及工作姿勢，再加上工作時的壓力，這些都會讓我們的呼吸不自覺的變得又短又淺。

你難道不覺得上班的時候，越想要趕工作，越會覺得腦筋不清楚、眼皮撐不開，很想睡覺嗎？這時候，如果你站起來伸伸懶腰、打打呵欠，做幾下深呼吸，是不是立刻就會覺得精神好像恢復了一些？這就代表了氧氣對於身體健康、精神狀態或是注意力的重要性，也是一個最簡單的證據，你、我都有過這樣的經驗。

那麼氧氣跟減重又有什麼關係？當人變胖、脂肪組織增加時，體內就會開始發生缺氧狀態[1]。我們身體所有細胞的運作都需要能量，而能量的代謝有兩種主要形式，一種是不需要氧氣的，統稱為「無氧代謝」，另一種則是需要氧氣的，稱為「有氧磷酸化（oxidative phosphorylation）」。不管無氧或有氧代謝系統，都是為了製造ＡＴＰ（腺嘌呤三磷酸核苷）做為推動細胞活動的能量分子。關鍵在於，無氧代謝系統效能很低，每消耗一個葡萄糖只能產生二個ＡＴＰ，但是有氧磷酸化燃燒一個葡萄糖卻可以製造三十六個ＡＴＰ。

「有氧磷酸化」是透過粒線體來進行的。粒線體內有一連串電子傳遞路徑（稱為電子傳遞鏈，electron transfer chain），進行高效能「氧化-還原反應」，並且是以醣類及脂肪為能量來源，是真正能夠達到減肥效果的能量代謝機制。所以，身體裡的醣、脂肪或蛋白質所蘊藏的能量，透過粒線體的有氧磷酸化作用，就能轉化成為身體可以運用的能量形式，也就是ATP。**倘若氧氣不足，能量的代謝就會不足，當然就無法有效地消耗脂肪裡頭的熱量**。

還有一個重要的概念是，缺氧的時候，粒線體的電子傳遞鏈容易發生短路，電子會四處亂跳，若「黏上」了氧分子，就會變成「超氧自由基（superoxide radicals）」。超氧自由基是活性非常強的分子，會在體內進行一連出的反應，製造出一大串的活性氧族分子（reactive oxygen species, ROS），導致身體出現「氧化壓力（oxidative stress）」。

許多研究證據支持，**缺氧的時候，體內的氧化壓力反而倍增，致使各種組織發炎**，進而衍生各種慢性疾病，如動脈硬化、高血壓、糖尿病、失智症、巴金森氏症、白內障、視網膜黃斑部退化等[2][3]。

氧化壓力造成的組織變性與發炎又會對我們的身體造成另一個壓力，破壞體內的恆定，進一步刺激腎上腺分泌「壓力荷爾蒙」。這就再度回到我們前面所說的惡性循環，也就是說，壓力荷爾蒙促使身體覺得需要保存更多熱量，而使脂肪細胞更加積極的變大、變多。

---

[1]：Trayhurn P. Hypoxia and adipose tissue function and dysfunction in obesity. Physiol Rev 2013;93:1-21.

[2]：Solaini G, et al. Hypoxia and mitochondrial oxidative metabolism, Biochim Biophys Acta – Bioenergetics 2010; 1797(6–7):1171-7.

[3]：Pialoux V, Mounier R. Hypoxia-induced oxidative stress in health disorders (Editorial). Oxid Med Cell Longev. 2012;2012:940121.

所以，**缺氧本身就容易造成肥胖！更有甚者，氧化壓力還可能會造成基因突變，使正常細胞產生變異，可能變成癌症。**而缺氧又可能使身體產生「缺氧誘發因子」（hypoxia inducible factor; HIF），研究證實，ＨＩＦ是使癌細胞發生轉移，變成致命的侵襲性癌關鍵因素[1]！這一連串錯綜複雜的病理反應，或許就是為什麼肥胖跟許多癌症的發生有著密切相關性的原因。

國人十大死因中，癌症一直高居第一位，而在十大癌症中，至少六種與肥胖有絕對相關。**靜坐時的深呼吸，能讓你吸進充足的氧氣，具有舒緩氧化壓力、提升代謝的效果，改變因為氧化壓力導致肥胖的惡性循環[2]，並達到減肥、防癌、養生等多項促進健康的好處。**讀到這裡，感到心情凝重的你，立即就做幾個深呼吸吧！

✦氧氣與運動

光是靜坐、深呼吸就可以增加氧氣吸入量，那麼運動呢？運動對於氧氣吸入的效果當然又更為顯著。對於減肥有效的運動首推有氧運動，為了體重控制得更好，我們會建議以有氧運動搭配重量訓練，但是我們在談氧氣對身體的重要性

[1]：Garvalov BK, Acker T. Implications of Oxygen Homeostasis for Tumor Biology and Treatment. Adv Exp Med Biol. 2016;903:169-85.

[2]：Martarelli D, et al. Diaphragmatic breathing reduces exercise-induced oxidative stress、Evid Based Complement Alternat Med. 2011;2011:932430.

時，得特別提到有氧運動的功效。

從事有氧運動時，非常重要的是呼吸的量會增加。有氧運動很自然會加重呼吸的速度，呼吸也會加深。**從事有氧運動時，應該盡量用鼻子呼吸、嘴巴吐氣**，如果你只是用嘴巴呼吸，部分空氣會進到胃裡去，或者只在氣管裡進出，而無法到達肺泡，進行足夠的氧氣交換。有些人跑步會覺得頭暈、眼冒金星，快要昏倒的感覺，這除了平常缺乏訓練是一個可能因素之外，不正確的呼吸，造成吸入的氧氣無法應付身體需求，也是一個很重要的因素。所以在從事有氧運動的時候，呼吸一定要正確！

呼吸正確之後，有氧運動跟靜坐一樣，都是提升身體氧氣飽和度很有效的方法。我們常說，有氧運動主要是為了提升心肺功能，而它在生理作用的底層，真正原理就是增加了氧氣的利用能力。在做有氧運動的時候，需要達到一定的運動強度，才會有增強心肺功能的效果，我們可以用「最大心率」來估計運動強度，目標是達到最大心率

如何計算「最大心率」？

「最大心率」的計算方式為 220 - 年齡，對一個 20 歲的小伙子來說，他的最大心率就是 220 - 20，也就是每分鐘 200 下，而他的有氧運動目標是要達到心跳 200X 70%~80%，也就是每分鐘 140 ～ 160 下。對 50 歲的熟齡人士而言，最大心率是 220-50=170，而目標心率只要達到每分鐘 119~136 下就可以了，**過度運動反而對身體不利。**

的百分之七十至百分之八十。

設定目標心率就是希望在安全、適當的運動強度下，增加血流速度，配合加快、加深的呼吸，讓含有氧氣的紅血球能更迅速的流過全身組織，提供組織代謝所需要的氧氣，並加速把組織產生的二氧化碳及有毒的代謝廢物帶離，再透過肺的呼吸把二氧化碳排出，其他廢物則由腎臟排出。汗腺排除廢物的角色微乎其微，但能透過水分的排出來調節體溫，也是運動、維持健康非常重要的器官。

再回過頭來談一談我們現代人的生活方式。一天工作的時間很長，就算你為了健身減肥的目的，採取了我所建議的靜坐或有氧運動，然而在大部分時間裡，你可能都還是處在缺氧的環境中，包括不健康的工作方式與坐姿，也可能不自覺的忘了呼吸……呼吸變得很淺、很慢，屏氣凝神地工作，一直到發生了空氣飢餓（air hunger），才大大的呼吸一口氣，然後又很快的回到那個惡劣的呼吸狀態中。

因此我建議不管有沒有靜坐，平時都要養成深呼吸的習慣，只要你想到，就來五次深呼吸，一定會對你的健康大有幫助！（閱讀到這，您也該深呼吸一下了！）

深呼吸是健康之鑰

知名的哈佛大學「幸福課（英文原名為「正向心裡學——幸福的科學」，Positive Psychology—Science of Happiness）」內容在網路上公開流傳，除了被翻譯為多種語言，內容還不斷更新。之後並且集結成書，光是中文版就有四、五本之多。

主持這門課程的塔爾班夏哈（Tal Ben-Shahar）教授曾說，健康幸福的處方是：

- 每週運動至少 4 次，每次至少 30 分鐘
- 每天靜坐（正念冥想）10 至 15 分鐘
- 如果不方便靜坐，每天至少做幾回深呼吸（每回 5 次）
- 每天睡眠 8 小時
- 每天擁抱 5 至 12 次

他的主張一貫都有堅實的研究證據，他強調，這樣可以讓身體保持我們基因所決定的自然健康狀態！

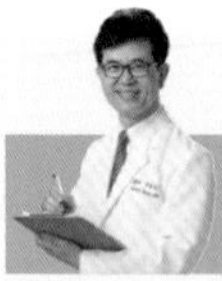

宋醫師的減重筆記

正常人的血氧濃度可以到達 100%，在醫學上認為，只要超過 90% 就是安全的，但是包括我自己在內，如果不是認真的做深呼吸，我用血氧機測量自己的血氧，大概都只有在 95~96% 左右。不過，當我做 5 個深呼吸之後，我的血氧濃度就可以接近 100%；如果我打坐之後再量，甚至可以超過 100%。（在空氣稀薄的高山上，深呼吸都可以有效提升血氧濃度。幾年前我與一群醫學院的學生到海拔 3200 公尺的拉達克〔喜馬拉雅山區的一個藏人聚集地〕去義診，某位學生說她頭痛欲裂，測量血氧濃度居然只有 77%，我請她立即深呼吸，當下親眼看見血氧濃度逐步提升，做了 4、5 個深呼吸之後，血氧就攀升到 92%，頭也不痛了）

許多民眾可能不知道，光是血氧濃度下降 4~5% 的差距，就可以讓一個人腦筋變得混濁、判斷力變差、情緒變得不穩定。所以醫學上所謂的安全，只是指沒有具體症狀及生命上的危險，但其實在醫院裡，只要病人的血氧濃度低於 90% 時，我們就會給他戴上氧氣罩，因為這基本上就代表了他的氧氣交換出了問題，是處於缺氧的狀態，倘若連戴上氧氣罩都無法超過 90%，那就表示他的氧氣交換功能嚴重缺損，必須使用更積極的治療方式。

平時我們當然不必戴著氧氣罩去工作，欠缺的只是幾次認真的深呼吸，你可以試試看，只要在一天內做 3~5 回深呼吸、每回 5 次，就可以有效提升氧氣濃度。

PART
3

｜食物密碼｜
食物與身體的對話

「肥胖」天注定？！

科學界已有越來越多的研究發現，基因組成分子——「核酸」會受到環境因子影響，進而調控基因的表現，也就是說，我們人體內在功能與展現在外的樣貌，其實最大的影響力來源就是「環境」，包括後天食物與營養素的攝取，吃得對就可以有效改變基因表現，幫助你扭轉「命運」！

基因對食物的適應性

✦人類演化過程中的食物變遷，改變了人的基因表現與外在形貌

我小時候一直覺得：我們台灣人是「米飯人」，在電視上所看到的美國人是「麵包人」。「為什麼『麵包人』看起來又高又壯、『米飯人』看起來又瘦又小呢？」我小小的腦袋裡，總認為麵包是比較營養的，那些美國人才會長得又高又大。這件事，一直等到我長大後，有機會去美國留學時，才澄清了當中所蘊含的事實。

留學期間，我吃了許多麵包，原以為我的肌肉就會跟「麵包人」一樣變得又大又壯，但實際上並沒有，反而只有讓我這個「米飯人」發胖。這讓我瞭解到，麵包其實並沒有比較營養，而且是會讓我變胖的東西！箇中因素，除了生理年齡對於食物能不能消化有絕對的關係，也牽涉到人類的演化與食物的選擇。

說到演化，你可能會覺得有些扯遠了，但事實上，這跟現代人為什麼會發胖有很大的關係。因為人類體格是經過長時間的演化而來，與食物的變遷有極大關連性，影響了我們的基因表現與外在形貌。而東方人和西方人之所以會有外型上的顯著差異，就和我們所攝食的

食物組合以及所處環境有關。

舉個最簡單的例子，美國的肥胖人口從一九七〇年代開始大幅增加，很多人投入研究，想找出「事發關鍵」，結果發現，這和美國當年玉米產量過剩，價格暴跌有關。廉價的玉米經過食品科技的加工、修飾，變成美味的添加物，被廣泛地用於各種加工食品，包括生菜沙拉醬、乳化劑等「新興食品」（直到現在，這些也都是我們常見、且經常會吃到的食物），而你所想不到的漢堡肉、雞塊、薯條、奶昔等，看來像是多種不同食物，但其實裡頭也都含有玉米提煉的成分。

美國的食品加工業者發現，和新鮮蔬菜、水果、魚、全穀類等比較起來，這些使用過剩玉米原料及化學品合成的「新興食品」，成本低廉太多，便開始大量製造生產這類具有高熱量、高糖分的加工食品，這當中，最嚴重的是「高果糖玉米糖漿（High-fructose corn syrup，簡稱ＨＦＣＳ）」的出現，大大影響美國人、甚至全球人類的健康，導致肥胖人口不斷攀升。

「高果糖玉米糖漿」是採用玉米為原料所製成的加工品，用來取代較高價的蔗糖。幾乎所有具甜味的加工食品，後來都以「高果糖玉米糖漿」作為甜味劑。可口可樂在把配方改為「高果糖玉米糖漿」後，銷路大增、全球風靡。現在，全球人口所吃的數千種食品中，幾乎都是以這種甜味劑來取代糖類。有許多資料證實，**「高果糖玉米糖漿」不僅改變了我們的**

味覺，導致體重增加，也明顯提高了現代人糖尿病的發病率。

由此我們可以發現，食物變遷的速度，事實上已遠遠超越演化歷程中，所賦予我們與生俱來的適應能力。也就是說，倘若我們想要恢復「不發胖」的身形，最簡單的作法，就是恢復到老祖先的飲食狀態，拒絕一切加工品，只吃天然食物，我可以很肯定的告訴你——只**要拿掉含有「高果糖玉米糖漿」的食物，就能減少致胖的一大因素！**

那麼最適合我們的食物是什麼呢？這裡就要回頭來談談演化。人類在地球上已經活了數百萬年，在我們的基因裡，食物的種類對於生命演化有很大的影響。舉個最簡單的例子，遊牧民族吃的以動物肉類居多，但總不能天天殺動物來吃，所以一定要、也必須能夠吃很多乳製品，千百年下來，體內便演化出「一直到成人都還能夠消化乳糖」的酵素，缺乏這類酵素的人，便難以存活而逐漸消失。

以我們農耕為主的民族來說，則是在經歷數十萬年的演化後，已從遠古肉食類民族，逐漸的變成能夠適應相當多的植物性食物，消化母乳或動物乳品的能力就只保留在幼兒階段（長大成人之後會失去這個能力，變成「乳糖不耐」，就像很多成人在喝了大量牛奶後會腹脹，甚至絞痛、狂發屁或拉肚子，顯然是不適合吃乳製品）。

人類其實是屬於雜食性動物，全部吃肉或者全部吃素食，似乎都不是人類最適當的生活。我們的老祖先以打獵維生，但有趣的是，觀察我們的消化器官可以發現，遠古人類應該也會在叢林野地裡找適合的植物作為食物。

人類消化道的長度，比純肉食動物來得長，但比草食動物短些；此外，消化系統的結構，包括口腔的肌肉骨骼、牙齒、胃、小腸、大腸等，也是介於肉食和草食動物之間，但似乎比較偏向於草食性動物。所以從演化的角度來看，我們應該要雜食，也就是動、植物類的食物都要攝取，甚至植物類食物可能需要多一些，因為我們的牙齒結構以及腸子的長度，原本就比較偏向於草食動物。

所以我主張：**「減肥不要違背我們在演化中的特性！」**有些減肥法會強調吃大量的肉，幾乎不吃蔬菜或者很久才吃一次蔬菜，也有些減肥法要求要吃全素，我個人認為，這樣是違背了我們在演化上的「食性」。大家都知道達爾文演化論，其中一個很重要的精神是「適者生存」，我們是經過很嚴格的演化篩選後存活到今天，就應該善用天賦的生命形式來攝取食物，才是對身體最健康的飲食方式。

我想說的是，「吃」的決定權要掌握在自己手上，如果你想減重，就必須「掌握好自己的餐盤」！

我的「211平衡餐盤」組成是：蔬菜、水果至少佔一半，另外一半是，包括略少於四分之一的未經過精製的全穀類、略多於四分之一的蛋白質。這樣的組合，大部分都還是植物性食物，而蛋白質類食物部分，雖然我認為豆類也是很好的蛋白質來源，但是我也會強調魚類、肉類的重要性。

這樣的搭配，我認為是最符合人類演化的食物設計。各位可以試試看這樣的食物吃法，幾餐之後，你就會發現整個人的精神、對食物滋味的敏感度、進食之後腸胃道的舒適感，乃至於排便的通暢度，都會有很大的改善，久而久之，你會覺得外面的餐食，遠不如你的「211平衡餐盤」來得健康美味！

我自己過去也偏愛肉食。前面說過，我食量很大，可以吃下很多的飯，各位也許不相信，我以前可以吃下二十二盎司的牛排（一般女生約六至八盎司就飽了，男生也不過吃八至十六盎司，我吃的量遠遠超過一般人）！我過去還喜歡重口味，愛吃香喝辣，但這一切都在我了解健康餐盤的涵義，並且認真執行後，改變了昔日的飲食傾向，不再眷戀，即使是酬酢宴會的場合，也能夠盡興而有節制地享用食物，完全從心所欲。

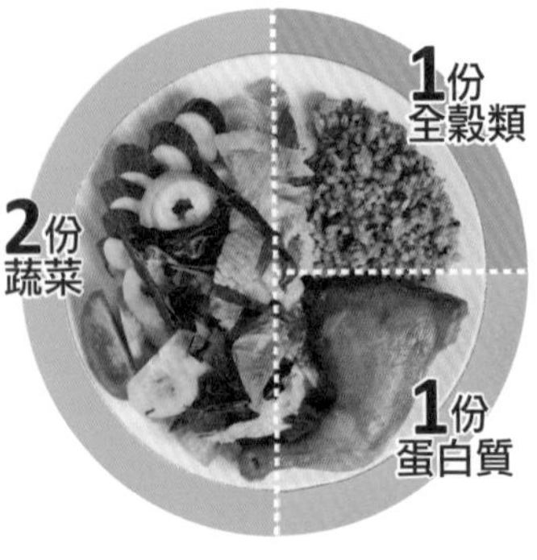

請牢記 211 的食物配比。

營養素改變基因表現

✦食物中的營養素改變我們的基因表現，也改變我們的體型與健康

吃正確食物對於體重改變之快，有時超乎想像（甚至科學也無法解釋）。我在門診中遇過兩個實際個案，一位年約五十歲、體重一百四十七公斤的男性，平時不吃早餐、午餐只喝黑咖啡，但是晚餐常有應酬，睡前有吃少量宵夜的習慣，我建議他採用我的「211平衡餐盤」原則，並且三餐要定時定量，才執行一天，他居然就掉了六公斤！

另外一位年紀在三十出頭的男性，體重一百五十六公斤，也是一樣採用「211平衡餐盤」改變飲食習慣，結果短短一週，體重就掉了八公斤！而這兩位都不是特殊個案，類似的案例其實還很多。

一般人認為，吃東西會影響胖瘦的主要原因是熱量，對於食物的組成似乎沒有特別的在意，殊不知食物組成對人體健康的影響，其實到達非常深的層面——從生理功能一直到基因的表現（Gene expression）[1]。

[1]：「基因表現」是用基因中的資訊來合成基因產物的過程。基因產物通常是蛋白質，所有已知生物都會通過基因表現，來生成生命所需的高分子物質。「基因表現」透過轉錄、RNA 剪接、轉譯、蛋白質的轉譯後修飾等步驟，來調控「控制細胞」的結構與功能，同時也是細胞分化、形態發生及生物體適應性的基礎基因表現過程。不同時間、不同環境，以及不同部位的細胞，或是基因在細胞中的含量差異，皆可能使基因產生不同的表現。

談減肥還要講「基因表現」，你一定覺得我瘋了。我當然知道談這麼艱澀的主題很「不討喜」，大部分減肥書也少見相關論述，但我卻覺得不應該避而不談。因為我相信，如果你能瞭解食物成分對人體健康的影響力有多深遠，就能夠做出正確的決策，成功減重。我會盡量用淺顯的方式來說明這個有趣的議題。

食物中的營養素，會改變我們的基因表現，進而改變體型與健康。這門學問，叫做**營養基因體學**（Nutrigenomics）。簡單來說，**體型就是基因表現的一種綜合結果，而「吃對食物」就能有效改變你的體型！**

這裡頭的原因是什麼呢？原本營養成分對於基因的影響，在原始生物身上就已經非常明顯了。以細菌為例，細菌的基因調控結構叫做「操縱子（operon）」，會因為環境中營養素（乳糖、葡萄糖或胺基酸）的含量而啟動或關閉，調節自身的代謝能力。如果環境中缺乏「色胺酸（tryptophan；一種胺基酸）」，色胺酸的「操縱子」就會被啟動，製造出可以合成「色胺酸」的酵素（就是這個基因被表現出來了）；而當「色胺酸」充足時，這個「操縱子」就會被關閉（代表這個基因就不表現了）。

高等生物的基因調控，當然比細菌要複雜得多，牽涉到荷爾蒙、神經傳導物質，以及營養素等的交互作用。營養素對於哺乳類動物基因調控的重要性，近幾年越來越受重視。所有的哺乳類，包括人類在內，都有不同的基因型式，稱為**基因型**；而表現在外的，如身材高矮、膚色深淺、頭髮顏色等，則稱之為**表現型**。每一種基因型對營養成分的反應都不一樣。

自從人類以及其他許多物種的基因體陸續地被定序之後，現代科技已經進入了基因體的時代。過去很多基因調控相關細節的研究無法進行，尤其是營養對於基因的影響，現在都可以慢慢的被解析出來。比方說，營養對於癌症發生的研究，過去我們只大致瞭解，哪些食物可能導致癌症發生率的增加，但是現代的科技卻可以讓我們更精細地分析，瞭解這些物質造成細胞癌化的詳細路徑。

營養素如何改變基因表現？

基因由 DNA（去氧核醣核酸）組成，目前科學界已知許多營養素影響 DNA 的機制，例如：

1. 營養素會影響 DNA 的甲基化（基因表現修飾的方法之一），進而影響到「表現型」的不同。「表現型」就是我們人體表現在外的部分，如身材高矮、膚色深淺、頭髮顏色……等，而體型是基因表現的一種綜合結果，當然就會受到營養素的影響及調控。

2. 每個細胞都有一個辨識營養素的特殊結構，稱為「受器」，這個受器會連結一連串訊息傳導的反應，其中一個是「氧化壓力與抗氧化能力的平衡」。不良的食物成分（如油炸食物中的反式脂肪或含糖飲料中的糖分）會增加細胞的氧化壓力，而某些營養素（例如維生素 C、E）則可以提升細胞的抗氧化能力。如果吃太多不良食物，這個平衡就會傾向於氧化壓力，容易造成細胞、乃至於身體的傷害，相對地，經常攝取富含維生素的食物，就能提升細胞的抗氧化能力，增進身體的健康。

3. 癌細胞會不斷增生的原因之一是，掌管細胞複製的「細胞週期（cell cycle）」失調了。營養素可以調節「細胞週期」，影響癌細胞的生長與死亡，也會改變血管新生的能力，進而影響癌細胞的轉移。

各種營養素對於基因表現的影響

✦ 糖分——具致命威力，啟動「致肥」基因，抑制「抗肥」基因

現在你應該有興趣了解更多營養素對基因的影響了吧？那我們就先來看看最讓人難以拒絕的糖。

一般動物在正常的餵養狀況下，有天生的熱量代謝調節能力，所以即使是實驗動物，讓牠們任意吃飼料，也很少發生肥胖的情形。但研究發現，如果用含大量糖分的飼料來餵食大白鼠，會使牠們失去對於食物熱量的調控能力，發生許多基因層次的變化，包括跟肥胖有關的重要神經傳導物質，如神經胜肽NPY、非痛風神經胜肽AGRP等（不要被這些專有名詞搞瘋，我只是想讓你知道營養成分的影響有多深入），以致於提早發生肥胖及代謝症候群。這意思就是說，光是吃很多食物、吃到飽，未必會導致肥胖；但是，吃太多糖，就可能影響了熱量代謝的基因，讓你變肥[1]。

你一定聽多了「鹽分過多易造成高血壓」的衛教，建議不要吃太鹹，才不會

[1]：Stofkova A, et al. Activation of hypothalamic NPY, AgRP, MC4R, AND IL-6 mRNA levels in young Lewis rats with early-life diet-induced obesity. Endocr Regul. 2009;43(3):99-106.

得到高血壓。但是你可能不知道，**過多的糖分也會導致高血壓**！原來，我們的肝臟會合成一種「血管張力素原（angiotensinogen）」，再經由腎臟代謝成為「血管張力素（angiotensin）」，它會使血管收縮，而升高血壓，是調節血壓的重要分子。攝入太多糖分，會使血糖升高，高血糖則會進一步使「血管張力素」的基因表現多出三倍，進而造成血管收縮、血壓升高。這就是為什麼當我們攝取了過多糖分，也會造成高血壓的原因，而不單單只有影響到熱量代謝的基因而已[1]。

「糖」與「醣」是不同的。我們吃的澱粉類食物，含的是大分子的「多醣」，由很多個「單糖」聚合而成，其中絕大部分是葡萄糖；而我們吃的甜食及飲料，則含有蔗糖，或者更便宜、甜度更高（但是更會害死人）的玉米糖漿。蔗糖是所謂的「雙醣」，分子較小，由兩個單糖所組成（單一的蔗糖分子由一個葡萄糖加一個果糖所構成）；而玉米糖漿絕非字面上看起來那樣像是天然的產品，那其實是高度食品工業修飾過的人工製品。玉米糖漿是全球肥胖症大流行的元兇，因為它廉價且甜度高，能挑逗你的味蕾，刺激你的食慾，讓你不知不覺地得到了「糖癮症」，被糖奴役而不可自拔！

[1]：Gabriely I, et al. Hyperglycemia modulates angiotensinogen gene expression. Am J Physiol Regul Integr Comp Physiol. 2001;281(3):R795-802.

血糖濃度是如何調控的？

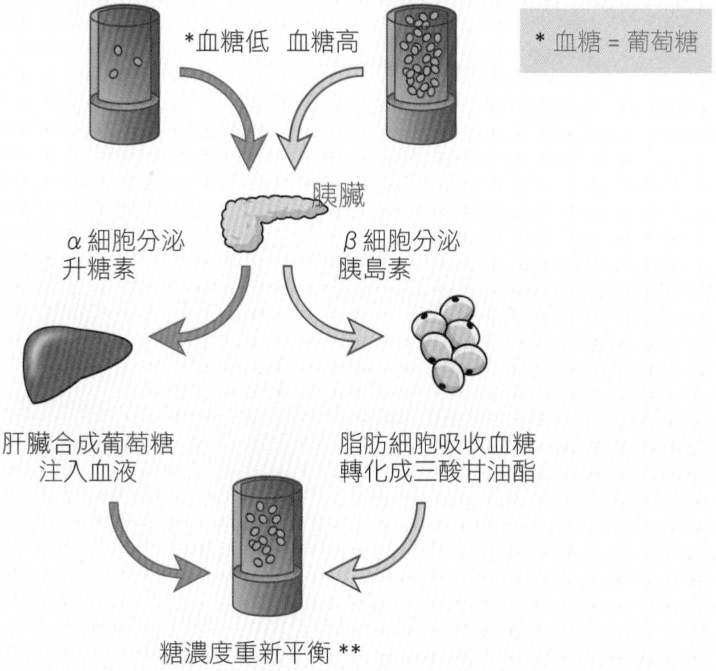

**血糖如果不能正常平衡，就容易變成糖尿病

① 如果吃下太多醣類食物，容易造成高血糖；但是，吃蔬菜、蛋白質類的食物，血糖較不會飆高。

② 血糖升高，會刺激胰臟中的胰島細胞，分泌胰島素。

③ 反之，吃下合適的食物，不會使血糖飆升，反而讓血糖較低。血糖低會刺激胰島細胞，分泌升糖素。

④ 胰島素將過多的血糖送進脂肪細胞，合成三酸甘油酯，也就是「脂肪」儲存起來。長期下來，就會越來越胖。

⑤ 升糖素促進身體分解脂肪或蛋白質，進入肝臟，合成新的血糖。長期下來，就可以達到減少脂肪量的效果（但是如果不同時做重量體能訓練，也可能造成肌肉力流失）。

⑥ 身體在正常狀況下，能利用胰島素與升糖素的功能，維持血糖濃度在一定範圍。但長期的高醣飲食，會造成胰島素阻抗，血糖無法降低，慢慢就惡化成糖尿病了。

無論多醣或雙醣，在消化道裡面都會先被分解為單糖才吸收。葡萄糖被吸收之後，少部分直接供應我們生理活動所需要的能源，在粒線體裡面產生ATP；大部分則變成肝醣或是三酸甘油酯（就是脂肪啦）儲存起來。

此外，葡萄糖還有一個很重要的作用，就是在胰島細胞裡面，調控胰島素及升糖素的基因表現，造成胰島素的分泌增加，而升糖素（Glucagon）的分泌卻下降。重點在於，**越簡單的醣類，就越容易被分解成為單糖，就越快速進入血液，造成血糖急速升高，產生上述反應**。

葡萄糖也會影響到肝臟的基因表現，包括許多葡萄糖的運輸、分解，以及轉化成為脂肪有關的酵素，都會因為糖分而增加，因此容易形成脂肪的堆積[1]。

另一方面，糖分對於糖質新生的作用（把脂肪或蛋白質分解成糖的反應），反而是抑制有關的酵素基因表現[2]。

總結來說，葡萄糖的增加，會使得合成脂肪有關的酵素基因表現上升，而使脂肪或蛋白質分解轉化成葡萄糖的有關酵素基因表現下降，一來

[1]：Kawaguchi T, et al. Glucose and cAMP regulate the L-type pyruvate kinase gene by phosphorylation/dephosphorylation of the carbohydrate response element binding protein. Proc Natl Acad Sci USA 2001;98(24):13710-5.

[2]：Cournarie F, et al. The inhibitory effect of glucose on phosphoenolpyruvate carboxykinase gene expression in cultured hepatocytes is transcriptional and requires glucose metabolism. FEBS Lett. 1999;460(3):527-32.

一往，就會造成脂肪增加、分解減少，當然也就會形成肥胖！

✦好的脂肪——不是只有熱量，還能減肥！

脂肪是很重要的營養素，除了作為能量的來源外，也是細胞膜的重要成分，所以完全不吃脂肪，會嚴重影響生理功能。**減肥絕對不可以完全不吃脂肪！**

脂肪對於基因表現也有非常大的影響，最終會影響到代謝、生長，以及細胞分化等重要功能。食物中的脂肪的含量及種類，會影響基因表現的調節因子，稱為「**轉錄因子**」，是一些在細胞核裡面作用的小型蛋白質。

轉錄因子的調控機制

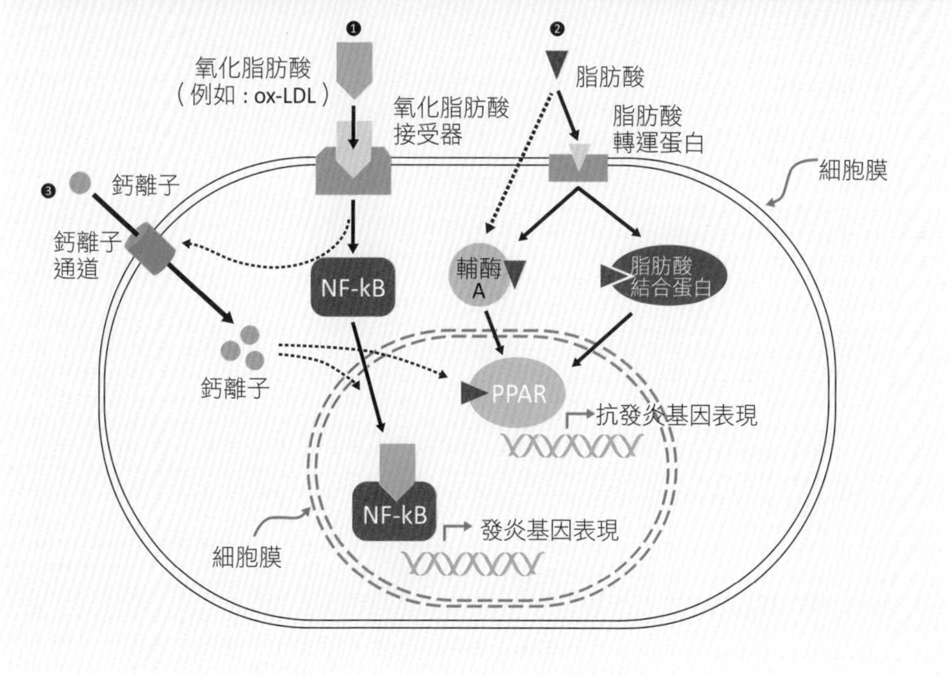

這些轉錄因子是如何做調控的呢？

1. 結合脂肪酸、乙醯輔酶A，或者是氧化的脂肪酸，分別產生不同的效應。
2. 氧化脂肪酸透過細胞膜上的接受器，影響下游的信息傳導，最後影響基因表現。
3. 氧化脂肪酸改變細胞內鈣離子濃度，進而誘發一連串的細胞信息，最後影響基因表現。

透過這些不同機轉，脂肪的代謝、細胞的分化與生長，都會受到不同程度的影響，例如：多元不飽和脂肪酸對基因表現，在各個不同的器官會有不同的作用，如果我們吃的食物中，含有百分之六十的亞麻油酸（linoleic acid）就會減少脂肪生成酵素的表現。意思就是說，攝取這樣的脂肪，反而具有減肥的效果！可是有一些脂肪酸卻又會增加脂肪細胞表達「脂肪酸結合蛋白」的量，例如「花生四烯酸」、「亞麻油酸」以及「二十碳五烯酸（ＥＰＡ）」等，會減少和脂肪代謝有關的第一型硬脂醯輔酶A去飽和酶（SCD1）的基因表現。

另以ＰＰＡＲ為例，它可以被「共軛亞麻油酸（conjugated linoleic acid，縮寫為ＣＬＡ）」所活化。ＰＰＡＲ屬於一群細胞核內的荷爾蒙接受器，具有調節飢餓感與脂肪代謝的功能。當我們飢餓的時候，可促使脂肪分解，產生熱能；吃飽之後，則轉而使糖以脂肪的形式儲存。不當的生活、飲食習慣，以及年紀增長，都會降低ＰＰＡＲ的活性，而無法有效地將低密度膽固醇（所謂「壞膽固醇」）與三酸甘油酯，轉成高密度膽固醇（所謂「好膽固醇」），導致高血脂；也容易使動脈血管發生粥狀硬化，造成高血壓。胰島素阻抗也會增加，發生高血糖或糖尿病，甚至造成全身性的發炎反應，惡化三高疾病（高血糖、高血脂、高血壓）！

但是，**如果能夠採取適當策略，包括好的油脂（例如CLA）、蔬果及有氧運動，來活化PPAR，就能改變代謝機能，改善對血糖、血脂及血壓的調控，抑制全身性的發炎，緩解慢性病外，也能達到體重控制的效果**[1]。

所以我前面說：「吃好油來燃燒壞油」是有道理的，攝取好的脂肪，會抑制壞脂肪的合成，反而有減肥效果！

✦蛋白質——

不只「補」肌肉，還能調控血糖代謝及脂肪形成有關的基因

我們都知道蛋白質對於生長、發育、免疫，甚至於生殖等功能，都是非常重要的營養素。在很多的開發中國家以及低度開發的國家，蛋白質攝取不足仍然是一個主要的公共衛生議題；近年來發現，許多素食者和老人家，也可能因為蛋白質攝取量的不足，導致肌肉流失，形成「肌少症」，嚴重威脅生命。

[1]：Varga T, et al. PPARs are a unique set of fatty acid regulated transcription factors controlling both lipid metabolism and inflammation. Biochimica et Biophysica Acta. 2011;1812(8):1007-1022.

上一段講的是蛋白質的巨觀作用，事實上，蛋白質的質跟量，都是基因表現的重要影響因子。例如，吃「極低蛋白質」的飲食，會影響胰島細胞數量以及「蛋白質激酶」的活性，進而減少胰島素分泌，因此當蛋白質攝取太少時，就容易造成血糖升高。

而「蛋白質激酶」活性降低，也會抑制到葡萄糖所誘導的腸道荷爾蒙，包括胃抑制胜肽（GIP）及升糖素類似胜肽（GLP1）。這兩個腸道荷爾蒙功能不太一樣，但都是促進胰島細胞生長及刺激胰島素分泌的重要因子；而且二者均具有促進大腦飽足訊號、抑制食慾的功能。所以，「極低蛋白飲食」除了對胰島素分泌有不良影響，導致血糖失調之外，也容易有吃不飽的感覺。[1][2]

「低蛋白飲食」也會影響細胞再生與修飾的能力，太少的蛋白質攝取，會增加胰島細胞中的磷酸果糖激酶（PFK），導致蛋白質代謝的缺損，使得胰島素對於葡萄糖上升的不反應，最終衍生高血糖。高血糖的結果，不是演變成糖尿病，就是增加脂肪的堆積，所以不吃肉、不吃蛋，不但無法減肥，反而可能造成肥胖。

我們吃進去的蛋白質，經過消化後，先分解成為單一的胺基酸。這些胺基酸在體內會再重新組合，成為身體所需要的結構蛋白質，例如肌纖維（影響到體能鍛鍊時的肌肉生成）、膠原蛋白（影響到我們的皮下組織、骨骼、肌腱、韌帶等的生長與修補），乃至頭髮、皮膚、指甲等，都是由蛋白質所組成。這些不同的蛋白質在身體裡，是透過非常精密的合成機制，也就是從基因的層次來做調控。因此，食物當中所含的胺基酸種類與數量，除了直接影響蛋白質的合成，還會牽連到肌肉、皮膚、頭髮、關節、韌帶等組織的生成。

想減重的人，倘若不吃蛋白質，除了前面所講的，會造成血糖升高、讓脂肪更加堆積外，我們希望達到「減脂、增肌」的效果也不可得，甚至不利於皮膚、毛髮、關節及韌帶的代謝，造成個體衰老，讓整個人看起來又老又胖！

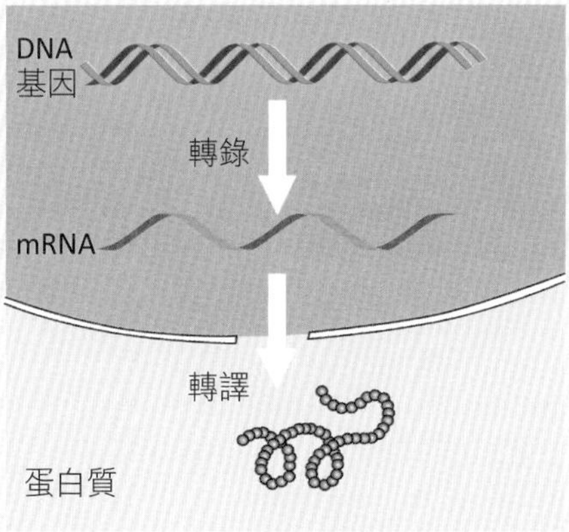

從基因轉錄成為信息（mRNA），再由信息轉譯為蛋白質，在這個轉譯過程當中，胺基酸就依據這個信息一個一個地被組合起來。

轉譯的過程牽涉到很多的因子，包括讓蛋白質鍊增長的延長因子，以及讓蛋白質發揮功能的磷酸化因子，而胺基酸就是透過影響這些因子來調節蛋白質的合成。

[1]：Ferreira F1, et al. Decreased insulin secretion in islets from rats fed a low protein diet is associated with a reduced PKAalpha expression. J Nutr. 2004;134(1):63-7.

[2]：Dailey MJ, Moran TH. Glucagon-like peptide 1 and appetite. Trends Endocrinol Metab. 2013;24(2):85-91.

✦ 礦物質——
基因表現及新陳代謝的必要元素

如同其他的營養素一樣，很多礦物質都跟代謝功能以及基因表現有關。我們先來談**鋅**對基因表現的影響。鋅在許多與代謝有關的蛋白質上作為「輔助因子」，意思是說，蛋白質（例如酵素）必須要有鋅的存在，才能發揮功能，但是鋅單獨存在時並無功能。鋅也是許多荷爾蒙分泌時的必要元素，甚至免疫反應也有鋅的參與。在小腸、胸腺以及肝臟細胞中，鋅則是參與了基因表現的調節，例如有一個基因調節因子叫做第一型金屬反應因子（MTF-1），是啟動我們身體應對環境中的重金屬、缺氧狀態及氧化壓力的主要機制，MTF-1就是一個必須依賴鋅才能發揮功能的轉錄因子。

如果長期鋅的攝取量不足，就有可能發生含鋅蛋白質（稱為「鋅硫蛋白」）的不足，降低身體對抗重金屬傷害的能力。而缺氧及氧化壓力也是惡化肥胖症的重大殺手。所以，適度攝取含鋅的食物，有助於身體對抗這些危害因子。

此外，鋅也與身體的能量代謝息息相關。無論用醣、脂肪或蛋白質來做原料，最後都必須被轉化成腺嘌呤核苷三磷酸（ATP），才能推動身體的運作，這個能量代謝過程中所需要的ATP合成酶、胞色素以及NADP去氫酶，都含有鋅，而且受到鋅的調節。減肥的關鍵就在於燃燒脂肪，產生ATP，好讓我們有力氣鍛鍊肌肉[1][2]，說到這，你應該可以了解攝取鋅的重要性了吧。

鋅之外我們再來看一些例子。比如**鐵**，鐵會影響到我們血紅素的表現，缺鐵性貧血是所有貧血症裡最常見的一種。某些地區因為土地缺乏礦物質，導致蔬菜、水果所含的礦物質成分也比較少，甚至於影響了當地居民的某些基因表現。有些地區則因為重金屬的汙染，造成了不該有的礦物質進入食物鏈，而嚴重地影響了居民的基因表現。

鎂也是人體非常重要的礦物質，參與至少兩百種以上的生化反應，包括調節能量代謝、脂肪酸的生合成、葡萄糖代謝、神經傳導物質釋放，以及血管內皮細胞功能等。鎂也跟免疫功能關係重大，影響體內發炎及氧化壓力的狀態，這與肥胖的發生及惡化有很大的關係，因為肥胖其實是一種慢性發炎性疾病，並且經常伴隨著鎂的降低[3]。

鎂也跟幾種肥胖或慢性病的基因表現有關，可能影響糖尿病進展的某些易感基因（例如TCF7L2）。人體蛋白質中更有超過三千個鎂的結合點，在維持神經和肌肉的健康、保護骨骼和血糖平衡等方面扮演重要角色[4]。

[1]：Di Martino G, et al. Relationship between zinc and obesity. J Med. 1993;24(2-3):177-83.
[2]：Jackson KA, et al. Mechanisms of mammalian zinc-regulated gene expression. Biochem Soc Trans. 2008;36(Pt 6):1262-6.
[3]：Nielsen FH. Magnesium, inflammation, and obesity in chronic disease. Nutr Rev. 2010;68(6):333-40.
[4]：Adela Hruby, et al. Dietary magnesium and genetic interactions in diabetes and related risk factors: a brief overview of current knowledge. Nutrients. 2013; 5(12): 4990–5011.

另外一種大家可能比較不熟悉的礦物質微量營養素叫做**鉻**。鉻也會影響蛋白質的表現，對於肌肉生成有很重要的影響，所以在減重過程中，需要「減脂、增肌」時，一定要注意到這些礦物質的攝取。

鉻還可以穩定胰島素的功能，可以有效讓血糖降低，卻不至於產生過量的三酸甘油酯，造成肥胖。在以增加肌肉為主的健美訓練中，鉻是一個非常重要的補充品[1][2]。

一般來說，礦物質在深綠色蔬菜裡的含量較為豐富，堅果類也是非常好的礦物質來源，這就是我強調減肥一定要適度攝取蔬菜與堅果的原因，而坊間一些極端減重法就很可能會把礦物質給忽略掉了。

現代的耕作方法，能讓蔬果長得又大又快，並且一年到頭不斷地輪耕，但是在肥料補充上，卻幾乎只有補充氮肥跟磷肥，並沒有考慮到土地當中的礦物質。就這一點來說，我們可以大膽假設，現代蔬果所含的礦物質，可能不如五十年前或一百年前豐富，因此，除了依循「健康餐盤」減重法則，來攝取足量的蔬果外，也可以考慮適量補充一些與礦物質有關的補充品，讓礦物質發揮它們祕密任務，幫助你甩掉肥油，維持健康。

---

[1]：Hua Y, et al. Molecular mechanisms of chromium in alleviating insulin resistance. J Nutri Biochem. 2012; 23(4):313–319.

[2]：Onakpoya I, et al. Chromium supplementation in overweight and obesity: a systematic review and meta-analysis of randomized clinical trials. Obes Rev. 2013;14(6):496-507.

✦維生素——最容易被輕忽的生命營養素

維生素在人體內需求量並不多，但既然被稱為「維生」素，就代表它是維持生命必要的元素。百年前，全球各地不時發生因食物短缺，導致維生素缺乏而致病的事，即使到了現代，仍有類似事件。一九九九年，宜蘭靖廬拘留所曾發生維生素B1缺乏，造成八十名大陸偷渡客集體爆發腳氣病的事件，最後有三人死亡；二〇〇七年也曾有報導提及，有人因煮飯過度洗米，導致維生素B1流失，而引發腳氣病。

維生素需求量這麼少，為什麼還會缺乏？減重又為什麼需要補充維生素？從科學的角度來說，要預防維生素缺乏症，的確只需要少量維生素；科學界至今也還沒有確認，到底要攝食多少維生素，才對人體最好，但卻有不少證據顯示，補充大量維生素有助於健康。

相信大家都聽過「壞血症」，那是因為缺乏維生素C造成的，患者會發生皮膚、牙齦、口腔黏膜出血，嚴重的最後會死亡。你可能會認為，現代人不可能發生維生素C缺乏，那我要先提醒你一個事實，那就是：人類本身無法合成維生素C，一定要從食物中攝取。倘若你只吃麵包、起司等高脂食物，卻不吃蔬菜水果，就可能會是「壞血症」的高危險群。

蔬菜和水果是維生素C含量最豐富的食物，但有些人就是不愛吃。我在門診曾經見過一個孩子，還沒上大學就經常眩暈、過敏、失眠、便秘，一問之下才知道，他十多年來幾乎只吃馬鈴薯過日子！而他小的時候也只吃麵包、饅頭，媽媽還一直覺得這孩子「很好養」，完全沒想到營養素缺乏，會衍生出這麼多病症。

那麼，攝取大量**維生素C**跟減肥有沒有關係？當然有！維生素C的攝取量過少，早就被發現與肥胖的發生有關（也跟高血壓、動脈硬化、中風、膽囊病變，甚至癌症有關）。維生素C幫助對抗肥胖，可能是透過它極強的抗氧化力，調節脂肪細胞的代謝作用、腎上腺分泌腎上腺皮質醇（一種影響脂肪生成與分布的荷爾蒙）、葡萄糖利用及瘦體素的分泌（leptin；一種調節食慾的荷爾蒙），改善血糖的控制，以及降低全身性發炎[1]（前面說過，肥胖其實是一種慢性發炎）。

維生素C也會影響我們的基因表現，可以作用在調節膠原蛋白的基因。不只是維生素C，很多維生素也都與肥胖症有關，研究發現，幾乎所有維生素在肥胖者體內都缺乏，尤其是脂溶性維生素A、D、E、K，以及葉酸、維生素B12等[2]。

維生素A參與一個能量代謝非常重要的酵素基因的表現，這個酵素叫做磷酸烯醇丙酮酸激酶（PEPCK）。PEPCK在糖質新生（把蛋白質或脂肪轉化成為糖）的分解作用中，扮演了非常重要的角色，催化這個代謝過程的關鍵步驟。因此當維生素A攝取不足時，我們就無法適度消化脂肪，當然也就達不到良好的減肥效果。

---

[1]：Garcia-Diaz DF, et al. Vitamin C in the treatment and/or prevention of obesity. J. Nutr. Sci. Vitaminol.2014;60(6):367-379.

[2]：Valdés ST, et al. Association between Vitamin Deficiency and Metabolic Disorders Related to Obesity. Crit Rev Food Sci Nutr. 2016 8:0.

維生素B是一大群水溶性的物質，在這裡只舉生物素（Biotin）當例子來說明。生物素又稱為維生素B7、維生素H或是輔酶R，是代謝脂肪及蛋白質不可或缺的物質，也是維持正常生長發育必要的營養素。缺乏生物素，將造成細胞生長、免疫功能及胚胎發育的缺損。

在基因層次，生物素可與AMP（磷酸腺嘌呤核苷）結合，也可以直接修飾細胞核內染色體的組織蛋白，形成「生物素—組織蛋白複合體」，這些機制都可以調節基因的表現。目前知道，生物素可以調節許多與細胞激素（cytokine）、腫瘤基因，以及葡萄糖代謝相關酵素系統的基因。所以，生物素可以影響細胞的生長與個體的發育[1]。

在一個以十二對同卵雙胞胎的肥胖研究中，發現生物素，在肥胖相關的基因調節方面扮演關鍵角色，影響脂肪細胞的粒線體型態與功能、脂肪堆積，甚至全身性發炎及高三酸甘油酯症的發生[2]。

近三十年來的研究證實，各種維生素都不只是身體代謝功能的必要因子，也參與很多重要的基因調節，包括與肥胖有關的基因。這就更彰顯「健康餐盤」的重要性了，因為唯有均衡飲食才能攝取到各種充分的維生素，讓身體越來來越健康、身形越來越緊實。

[1]：Rodriguez-Melendez R, Zempleni J. Regulation of gene expression by biotin. J Nutr Biochem. 2003;14(12):680-90.

[2]：Järvinen E, et al. Biotin-dependent functions in adiposity: a study of monozygotic twin pairs. Int. J. Obesity 2016;40:788-95.

✦植化素——現在正夯、卻令人眼花撩亂的食物成分

植化素不是維持生命所需，但古人說「藥食同源」，意思就是：食物其實就是維持身體健康的良藥，而其藥性就在於這些豐富的植化素。所以除了傳統的六大營養素之外，有人將植化素稱為「第七大營養素」。

植化素對身體的效應也達到細胞及分子的層次，可能影響的範圍包括：

1. **活化酵素或者抑制酵素：**
會影響許多代謝反應。

2. **調節免疫反應：**
肥胖症是一個慢性發炎性疾病，植化素具抗發炎能力，可以減緩肥胖症的嚴重程度，也能減緩因為肥胖所導致的高血壓、糖尿病、關節炎、痛風等與慢性發炎有關的併發症。

3. **強力的抗氧化作用：**
肥胖會產生很多氧化壓力，造成器官病變與代謝異常。植化素具有抗氧化能力，可對抗肥胖產生的氧化壓力。

4. **調節細胞週期：**
植化素可調節細胞週期，而肥胖牽涉了脂肪的增生以及細胞的肥大，因此適當攝取植化

素，可以調節脂肪細胞增生速度，增加減肥的效果。

5. 調節細胞內信息傳導的路徑：

細胞的信息傳導，包括像胰島素接觸到標的細胞後，會進行一系列的反應。這一系列的反應，中間媒介因子就稱為信息傳導。植化素可調節這些信息傳導加強胰島素的效應，減緩胰島素造成脂肪增加的不良效果。

6. 影響基因表現：

植化素可修飾我們基因表現有關的轉錄因子以及細胞核接受器，進而影響基因表現，甚至可能改變體型以及疾病的發生，包括癌症在內。

你大概很難想像，植化素的效應竟然到影響基因表現的程度！但這是千真萬確的。科學家早就發現，薑黃素、吲哚（富含於花椰菜）、黃腐醇（一種類黃酮）、蘿蔔硫素、異硫氰酸鹽以及柚苷素等，可以調節至少四種幹細胞的解毒系統酵素[1]。植化素還可以透過調節DNA的修補、致癌物的代謝、細胞週期、細胞分化、荷爾蒙分泌，乃至於細胞凋亡等機制，影響癌症的發生。

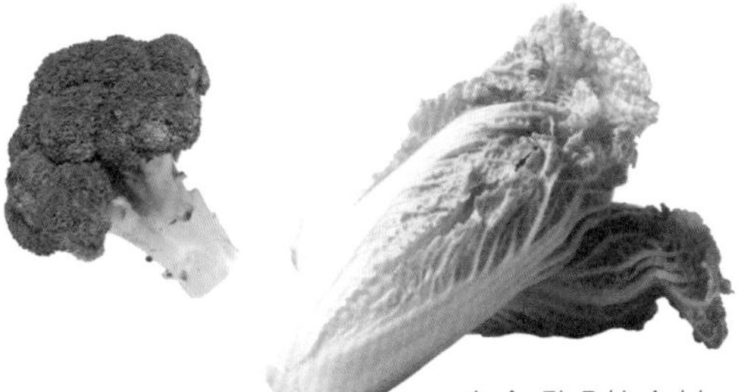

富含吲哚的食材

[1]：Gross-Steinmeyer K, et al. Phytochemical-induced changes in gene expression of carcinogen-metabolizing enzymes in cultured human primary hepatocytes. Xenobiotica. 2004;34(7):619-32

植化素也具有調節能量代謝以及脂質有關基因表現的能力。我們這本書是談減肥，所以只列舉幾個與減重相關的植化素來說明。先以**薑黃素**為例，薑黃素透過調節代謝基因的表現，可減緩細胞內脂肪顆粒的數量。在脂肪組織內，薑黃素會抑制血管的新生，相對抑制了脂肪細胞的增長，從而減少體內脂肪堆積以及體重增加。

薑黃素還具有抗發炎的效果，能夠改善肥胖所造成的發炎，與因發炎而衍生的胰島素阻抗、高血糖、高血脂等病變。薑黃素同時具有抗氧化的能力，能夠保護肝臟不受到ＬＤＬ氧化的傷害，並因此調節熱量的攝取[1]。

再舉一個例子。**類黃酮**是大家比較常聽過的植化素，它是超過六千個不同化合物的統稱，普遍存在於各類蔬果中，最豐富的來源是洋蔥、羽衣甘藍、韭菜、花椰菜、藍莓，紅酒及茶裡面的含量也很高。研究發現，

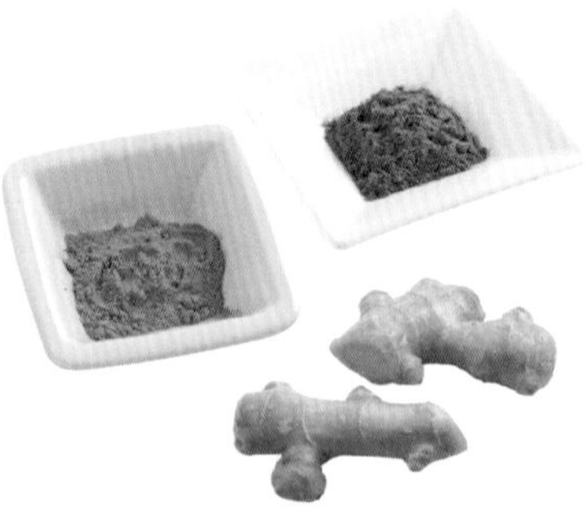

薑、薑黃粉、肉桂粉皆富含薑黃素。

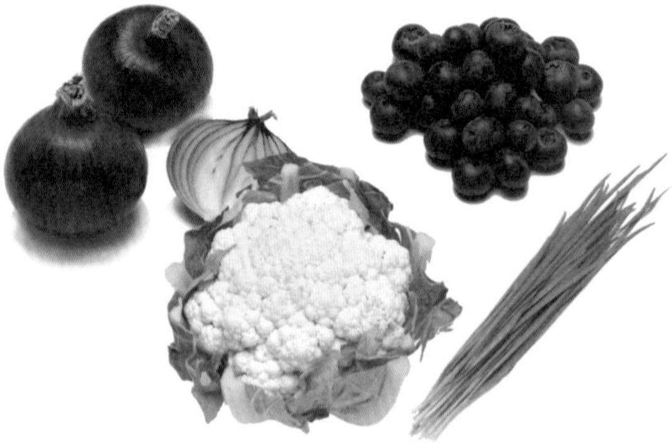

洋蔥、花椰菜、韭菜、和藍莓等皆富含類黃酮。

類黃酮具有調節基因表現的能力[2]，並且有很強的抗發炎效應、能增進腸道完整性、改善腸道菌叢，對於肥胖的慢性發炎及腸道菌叢失衡狀態非常有幫助[3]。

植化素成千上萬，透過攝食五彩繽紛的蔬果，均衡取得各種植化素，對身體是非常有幫助的。而偏食、不吃蔬果或長期只吃少數幾樣菜，很明顯會對身體有害。

[1]：Bradford PG. Curcumin and obesity. Biofactors. 2013;39(1):78-87.

[2]：Kuo SM. Flavonoids and gene expression in mammalian cells. Adv Exp Med Biol. 2002;505:191-200.

[3]：Gil-Cardoso K, et al. Effects of flavonoids on intestinal inflammation, barrier integrity and changes in gut microbiota during diet-induced obesity. Nutr Res Rev. 2016;29(2):234-248.

PART
4

生與死之間

「死亡」是個嚴肅的議題，在減肥書裡談生死，我大概是第一人。這個題目聽起來有點沈重，但我的看法是，既然我們都會死，何不認真對待它？

肥胖跟死亡有關嗎？仔細看，本章會告訴你兩者之間的高度關連。

未知生，焉知死

我常在很多場合演講談論關於「健康」的主題，在演說的內容裡，我一定會帶入一個問題，那就是「我們都會死」，而且我經常要台下聽眾彼此看著對方說：「你一定會死的！」這往往會引起一陣哄堂大笑。然而在這笑聲中，很多人（尤其是年過中年的聽眾）會發現，原來「死亡」並非遙不可及的，包括我自己在內，都可能會是很快要面對的問題。

人是怎麼死的？醫學上，死亡大致可以分為以下幾種形式：

第一種死亡是，你的生活功能一直都很好，可是突然有一天，生命機能瞬間在一秒之內歸零。這種死法想必大家都很清楚，就叫做「猝死」（圖1）。猝死的原因很多，例如心肌梗塞、腦中風、車禍、自殺……，相信還有很多其他你也可以想出來的可能原因。這種死法很太激烈、太突然，死者有極度但短暫的痛苦，常留給在世的至親友人無限憂傷。

第二種死亡是，你的機能原本不錯，可是某一天，你的身體突然有了異狀，例如排便異常、體重驟減、皮膚變黃，之後生命機能急速下降，在幾個月內，形銷骨立，整個人宛如被淘空，在極度虛弱與苦痛中離世（圖2）。這種死亡通常是因為突然發現罹患了重大病症，最常見的就是末期疾病，例如癌症。當事人與家人得知病情後，會陷入疑惑與恐懼，病急亂投醫，最後絕望放棄，而在當事人往生後，家人的傷痛恐怕會持續長達二、三年或更久。

當然癌症並不是突然間得到，而是在生命機能明顯下降前的很多年，就已經發生。當你回頭追溯自己對生命的感覺時會發現，其實在罹患癌症的前幾年，多多少少都已有些變化，是有跡可尋的。

第三種死亡曲線顯示的是，你原本只有些小毛病，但某天你突然需要住院了。醫生把你的疾病治好了，但出院後的生命機能比之前差一點，而且可能很快又會再住院。每一次入院可能因為相

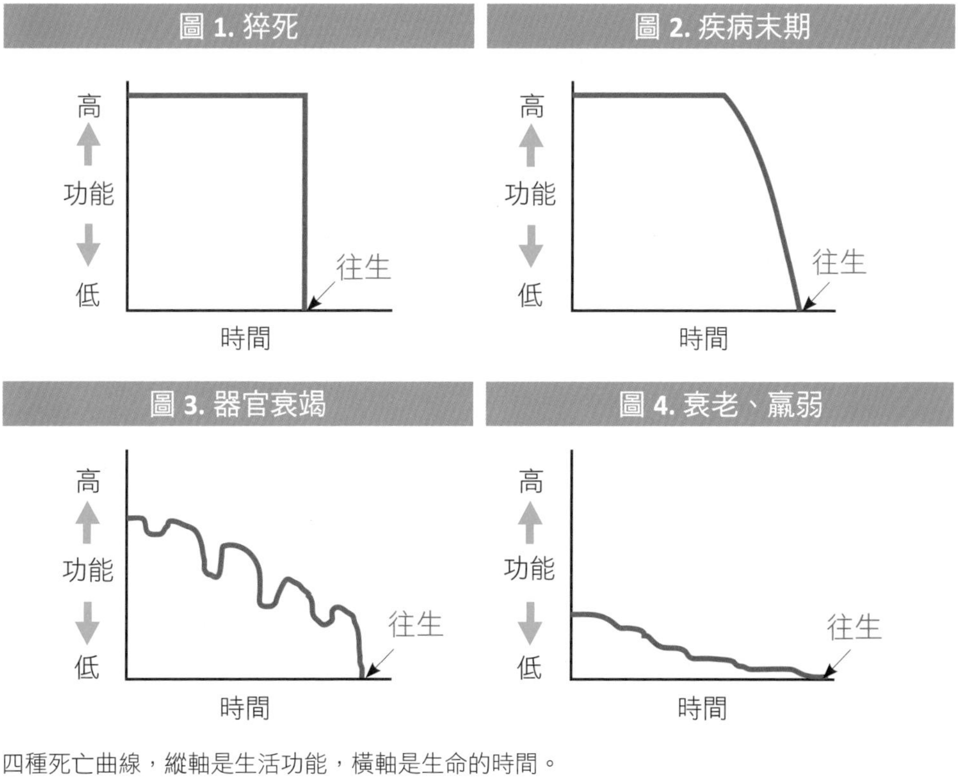

四種死亡曲線，縱軸是生活功能，橫軸是生命的時間。

同的問題或不同的原因。例如，起先是因為心肌梗塞，但很幸運的被救回來，像是裝了心臟支架後再次住院，可能是因為肺炎，也許住兩、三週後又出院了，出院後活動能力變得更差、走路也會喘，且隔沒多久又住院了。

這次很可能是因為全身水腫、呼吸不順，醫生告訴你，你的心臟開始有衰竭的跡象。但是現代醫學很進步，心臟衰竭都還可以救回來，讓你出院回家。但是，你的功能又比之前更差了，接下來，你可能發生腎臟功能的缺損，因為心臟衰竭之後，全身循環變差，器官因為血液供應不足，一個個開始衰竭，最後寸步難行、被困在床上，因為多重器官衰竭而死（上頁圖3）。

第四種死亡則是隨著老化引發的諸多問題，可能是營養不良、活動很少，或是有一些不正確的生活方式，導致於越來越衰弱，活動能力變差；你可能沒有明顯的高血壓、腎臟病，或者其他慢性疾病，但卻可能慢慢的流失肌肉、行動遲緩，逐漸的意識開始混亂、認知功能退化，最後連基本的自我照顧也沒法做到，變成一個完全依賴別人幫忙的老人。

有時候，這樣的生命可以拖得很長，把家人的生活、經濟都拖垮了，離世的時候，不僅你自己悲哀，全家的生活也可能陷入困境，這就是目前我們社會上需要面對的最大問題，叫做「衰老症」、「羸弱症」（上頁圖4）。

這四種「死法」，你想要哪一種？

我一種都不要！

當我們認真思考關於死亡的問題時，我相信你一定會說，「這四種死法，我一種都不要！」我跟你一樣，我也不要這四種，我想要的是下面這種在醫學教科書裡都沒有提到的死法，看起來像是第一種死亡的「修正版」（圖5）。

這張圖代表我心目中想要的死法：生命機能一直維持在高峰，在一種「獨立、自在、幸福、快樂」的狀態，直到一百二十歲的時候，我「決定」我活夠了、值得了，這時候再把最親愛的家人、朋友都找來，跟他們一一道謝、道愛，如果有對不起他們的地方，我要道歉，最後跟所有人及這個世界喜樂地道別，並且在一個星期到十天之內，含笑離開，而我所有的親友也用歡送的心情看著我回到天上。這樣的死法是否也是你喜歡的呢？

圖 5 理想的死法

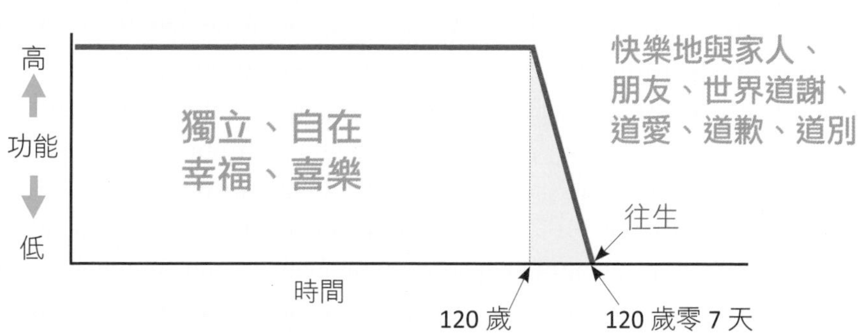

✦健康活到一百二十歲不是夢

假如我們都要第五種死法，那麼我們在世的時候，日子應該要怎麼過呢？

首先，我說要活到一百二十歲，也許大家會覺得是在癡心妄想，人怎麼可能不老？怎麼可能不死？怎麼可能活到一百二十歲仍擁有獨立、自由與健康？事實上，細胞生物學有個現象，叫做「海弗列克極限（Hayflick limit）」。海弗列克是一個很有名的細胞生物學家，他在胚胎裡分離出纖維母細胞，在實驗室裡培養，結果發現，這些細胞具有分裂、再生的能力，每分裂一次稱為一代，在它分裂到第二十代之前，細胞的生命都很旺盛、分裂得很快速，大概每三天就會占滿一個培養皿，必須將它轉到新的培養皿去，以免過度生長。

但從第二十一代分裂到第四十代時，它生長的速度明顯減緩，雖然細胞的型態和功能看起來跟前面二十代並無太大的差異。到了第四十一代，細胞開始出現一些異常，細胞內會出現空泡，培養皿內也會看到一些細胞碎片，分裂速度變得更加緩慢。到了第五十代左右，細胞就不再分裂，逐漸走向崩解、死亡。很多生物學家也嘗試作這樣的培養，但都無法突破第五十代。這樣一個生命的極限，似乎是與生俱來的現象。

後來生物學家用這個生命極限現象來推算人類的壽命，得到一個「人類應該可以活到一百二十歲」的結論，甚至於在條件許可的情況之下，人類壽命的極限應該可能活到一百六十歲！這樣算起來，我還有一百多年可以活，年輕的讀者們那就更長了，你應該要如何去規劃這一百多年的生活？

這裡有個例子分享：有位法國女人名叫Jeanne Calment，一八七五年出生，一九九七年往生，總共活了一百二十二歲又一百六十四天。在她幼年時，甚至見過畫家梵谷，是公認全世界活得最久的人。Jeanne女士一生都非常活潑、樂觀，而且保持良好的身材，她在一百一十歲接受記者訪問時，還很豪邁的說：「皺紋？我哪裡有皺紋？要說我身上最大的皺紋，我正坐在它上面呢！（I've only ever had one wrinkle, and I'm sitting on it!）」就是這樣的人生態度，讓她非常健康的活到一百二十歲。

✦長壽的祕訣

美國國家地理探險雜誌的一位知名作家丹・布特尼（Dan Buettner），和美國國家老化研究院等相關領域的頂尖研究人員合作，創辦了「藍色寶地（Blue Zones）」機構，目的是幫助美國人活得更健康長壽。布特尼曾在演說時，引述一個丹麥的雙胞胎研究計畫，內容是針對三千一百多對雙胞胎，以三十年時間，追蹤他們從年輕到老的人生，想要知道影響人類長壽與健康的原因有哪些。結果很意外的發現，這些同卵雙胞胎雖然擁有相同的基因，但基因卻不是影響他們壽命的唯一原因。

公共衛生學的研究發現，基因影響人類健康與壽命最多不超過百分之二十，醫療對於健康與壽命的貢獻度還不到百分之十，真正影響健康的其實是環境（約佔百分之二十）與你自己的生活習慣（超過百分之五十）。從這樣的分析大家就應該知道：千萬不要把你的生命交到醫生的手上，真正掌握生命的是你的生活習慣，以及如何替自己創造一個好的環境！

看到這裡，我想你應該可以對著自己或身旁的朋友說：「你今天這個樣子，都是你自己造成的！」同樣一句話，我們也可以對從今而後的人生有這樣的雄心：如果我能夠改變自己的生活型態，重建一個健康的習慣，我一定有機會活到一百二十歲，並且把我身上唯一的皺紋，坐在屁股上！

想要知道如何過好日子，可以參考看看長壽的人是如何生活的。布特尼出了一本全美暢銷書叫做《藍色寶地：解開長壽真相，延續美好人生》，書裡提及他花費七年時間，深入世界上人瑞最多、最長壽的四個地區，訪談當地多位人瑞，終於揭露了人類長壽的祕密。

這四個被稱之為「藍色寶地」的地區，分別是義大利的薩丁尼亞島、日本的沖繩島、美國加州的洛馬林達市、以及哥斯大黎加的尼柯亞半島。總結這些百歲人瑞的生活方式、環境、飲食、人際互動和人生觀發現，長壽的祕訣其實很簡單：

1. **自然地活動（Move Naturally），可增壽四年：**

多走路，蒔花弄草、整理庭園，適量而規律的運動，陽光下辛勤工作。不要當懶骨頭，也不需要過度運動，逼死自己。

2. **正確的生活觀（Right Outlook），可增壽四年：**

活在當下，懂得放鬆解壓，不要給自己太大壓力。

3. **明智的飲食（Eat Wisely），可增壽八年：**

飲食只吃八分飽，並且以植物性食物為主。可適當地喝一點紅酒，但要注意是每天喝一些，不要集中在一天狂飲。

4. **維持人際關係（Connect），可增壽四年：**

要找到歸屬感，有親密的家人及好的社交圈，獨來獨往的人很難保持健康長壽的。

看出來了嗎？只要維持著良好的生活習慣與社會關係，可以讓你至少多活十年！而且，這樣的飲食與生活型態下，一定可以讓你維持苗條身材。試想，你有見過肥胖的百歲人瑞嗎？

長壽四大祕訣

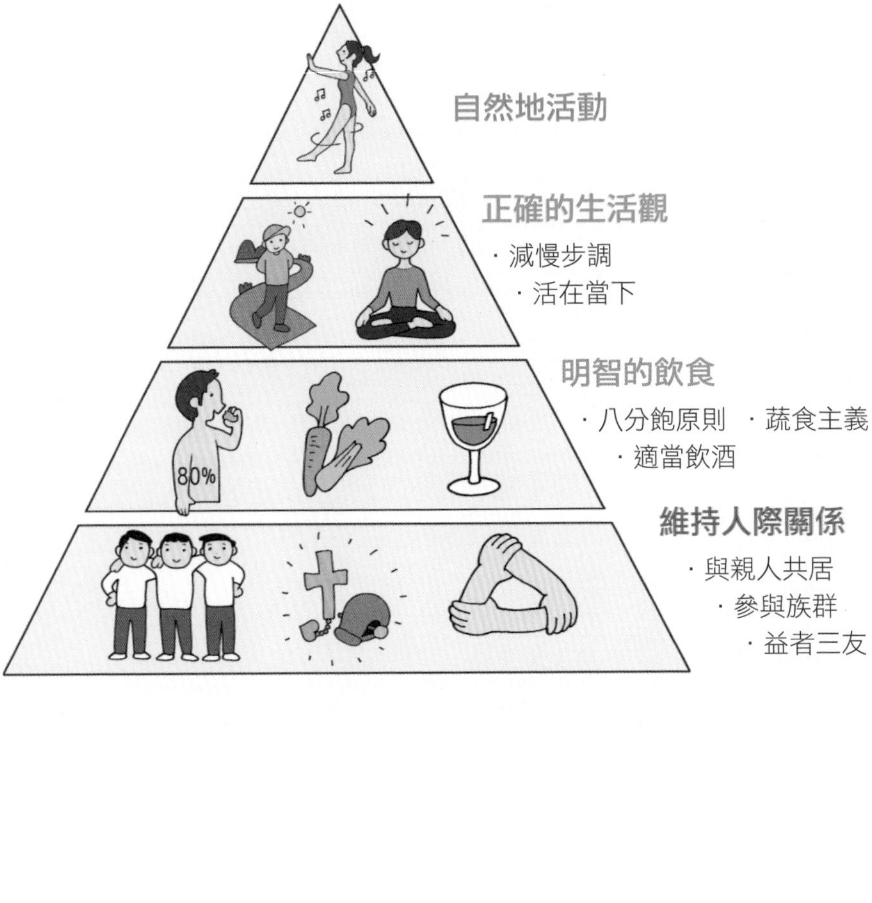
自然地活動
正確的生活觀
・減慢步調
・活在當下
明智的飲食
・八分飽原則　・蔬食主義
・適當飲酒
80%
維持人際關係
・與親人共居
・參與族群
・益者三友

肥胖終局

✦猝死

西方醫學始祖希波克拉底（Hippocrates）在兩千多年以前，就有這樣的觀察：「肥胖者容易猝死。（Sudden death is more common in those who are naturally fat than in the lean.）」肥胖的人為什麼會猝死呢？猝死的原因又是什麼呢？我們前面提及的幾種死法中，猝死是許多人所不想遇見的，因為它會造成太多來不及處理的狀況，很可能使家庭、公司甚至於國家都陷入危機。

肥胖者容易猝死的原因，最常見的是心臟出了問題。病理解剖發現，肥胖者的心包膜裡充滿了脂肪，這就可能限制了心臟跳動的空間，使得心臟必須更費力工作，才能夠克服這個物理障礙。如果把肥胖者的心臟剖開來看，心臟的肌肉裡面有有脂肪浸潤，這使得心臟收縮能力變差。另一方面，肥胖者的血管也因脂肪的堆積而變硬，所以，肥胖者的心臟就會因為心包腔的限制、心肌的脂肪浸潤，再加上血管硬化的阻力，變得疲累不堪。

更危險的是，脂肪堆積會造成血管最內層的內皮細胞平滑度降低，容易使血液發生凝集現象，此時如果又合併血管內皮下方堆積的脂肪斑塊破裂，就會造成血管堵塞。堵塞的位置若發生在供應心臟血流的冠狀動脈，就會造成心肌細胞的死亡，心臟當然就無法跳動，這就是大家熟知的「心肌梗塞」。

倘若堵塞位置發生在供應腦部血流的血管，就會造成缺血部位的腦組織壞死，壞死之後的腦組織當然也就失去功能了。壞死部位假使剛好是在支配呼吸、心跳的所謂生命中樞，立刻就會造成死亡；即便不是發生在這些部位，因為梗塞造成的腦部發炎及後續的腦腫，會使腦壓上升，這也可能壓迫到生命中樞而導致死亡，醫學上稱之為「腦梗塞」，俗稱中風。

✦癌症

肥胖會不會增加癌症發生率？答案是肯定的。二〇〇二年，國際癌症研究署發

高 BMI，高死亡率

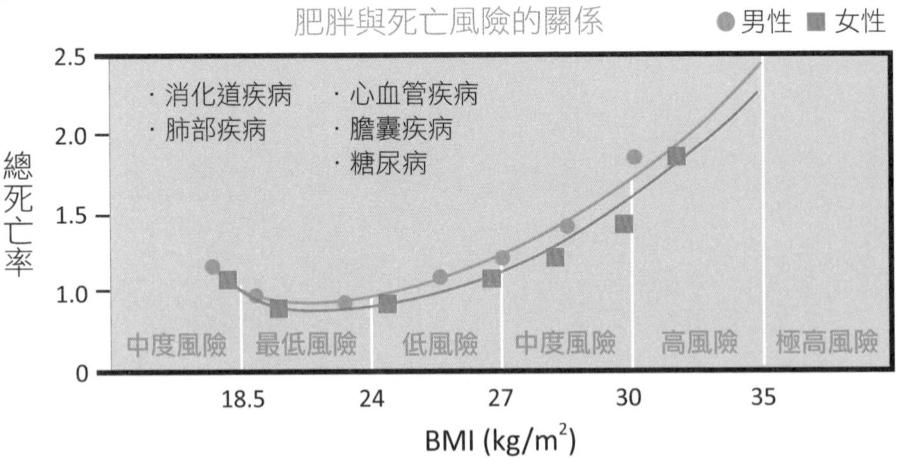

表了一篇有關「體重、身體活動量與癌症關係」的綜合分析，揭開了肥胖與癌症的密切關係。二〇一二年，著名公共衛生期刊《公共衛生年度回顧（*Annual Review of Public Health*）》把所有致癌因子的強度進行分析，發現肥胖與過重位居第二，僅次於吸菸，許多專家預估，肥胖可能會超過吸菸，成為最重要的危險因子。

肥胖到底是如何導致癌症的呢？難道肥胖會產生致癌物嗎？其實不是的。肥胖導致癌症的機轉，竟然與導致慢性病的方式一樣，也跟胰島素的阻抗有關。此外，肥胖也會因為產生性荷爾蒙的變化，而形成癌症，原因是脂肪組織本身具有產生性荷爾蒙的能力，尤其是動情激素。動情激素主要分為三型E1、E2、E3，其中的E1具有促進癌細胞生長效果，女性的乳癌常常就是因為E1的分泌過多所致。另外肥胖細胞還會分泌脂肪細胞激素，以及其他跟發炎有關的激素，這些激素的共同作用之下，可以改變細胞的性狀，還會產生氧化壓力，進而造成DNA的損傷、基因的突變，最後導致組織癌化。

二〇一六年八月《新英格蘭醫學期刊（*New England Journal of Medicine*）》（內科醫學裡最頂尖的期刊之一）才剛剛發表了國際癌症研究署的一篇最新研究報告，引起全球矚目。根據《紐約時報》報導，這篇研究找到了明確證據，證實過胖的人罹患卵巢癌、肝癌、膽囊癌、胰臟癌、甲狀腺癌、胃癌、多發性骨髓瘤，以及名為腦膜瘤的腦癌等八種癌症的風險均高於體重正常者，若再加上過去醫界認知的五種癌症：食道癌、大腸癌、子宮癌、乳癌及腎癌，總計已有十三種癌症與肥胖有關。

換句話說：「這十三種癌症都喜歡找胖子！」體重控制不佳的你，還想繼續逃避嗎？

✦併發症

再往回推，我還可以告訴你，即使逃過了癌症，你的「餘生」大概也沒好到哪裡去，因為長期肥胖會衍生出多種併發症，當這些疾病逐一出現時，不僅會拖垮健康、影響正常生活機能，也會讓你飽受折磨。

肥胖影響人類健康，引起許多併發症，主要的成因有三：

第一，脂肪本身的重量與體積，會在身體各處造成機械性壓力，例如在呼吸系統，會造成睡眠呼吸中止症。對於關節來講，根據研究，每增加一公斤的體重，一年下來，就等於在關節處增加約三百公噸的壓力，長期肥胖當然會導致關節退化。另外如下背痛、氣喘、扁平足等，都可以歸因於肥胖造成的機械性壓力。

第二，從脂肪組織游離出來的脂肪酸，會直接導致胰島素阻抗，也會誘發身體裡許多發炎機制，進而出現高血壓、高血脂，最後慢慢演變成為第二型糖尿病，以及各種心臟血管疾病。

2015 年國人十大死因與十大癌症

死 因	死亡人數（人）	損失生命年數（年）
惡性腫瘤（癌症）	46,829	13.5
心臟疾病	19,202	14.2
腦血管疾病	11,169	13.3
肺炎	10,761	12.9
糖尿病	9,530	11.2
事故傷害	7,033	25.1
慢性下呼吸道疾病	6,383	9.9
高血壓性疾病	5,536	13.0
腎炎、腎病症候群及腎病變	4,762	11.2
慢性肝病及肝硬化	4,688	17.8

1. 肺癌
2. 肝癌
3. 結腸、直腸和肛門癌
4. 乳癌
5. 口腔癌
6. 攝護腺癌
7. 胃癌
8. 胰臟癌
9. 食道癌
10. 子宮頸癌

說明：

1. 國人十大死因中，與肥胖相關的，包括：癌症、心臟疾病、腦血管疾病、糖尿病、高血壓性疾病；「可能有關」的，包括：腎臟病、肝硬化。等於十大死因中有 7 項都與肥胖有關。
2. 2016 年 8 月 25 日世界衛生組織國際癌症研究總署（IARC）發表論文，確定了有 13 種癌症與肥胖相關，亦即食道癌、結腸癌、腎臟癌、子宮癌、更年期女性乳癌、胃癌、肝癌、膽囊癌、胰腺癌、卵巢癌、腦膜瘤、甲狀腺癌和多發性骨髓瘤，其中食道癌、結腸癌、乳癌、胃癌、肝癌、胰腺癌等 6 種癌症名列我國十大癌症之中。

第三，脂肪會影響荷爾蒙的平衡，其中影響最大的就是性荷爾蒙，在男性，肥胖組織會分泌動情激素，造成「男性女乳症」；在女性，脂肪組織則會分泌過多的睪固酮，出現「多囊性卵巢症」等症狀。

事實上，脂肪過多，對我們的器官本身就會有傷害，因為脂肪不是只有貯積於皮下或腹腔，它也會囤積在器官內部，這在肝臟、心臟以及肌肉會特別明顯。以脂肪肝為例，在美國，非酒精性脂肪肝是最常見的臨床肝病變，大約每三個美國人就有一個，國內雖無官方調查數據，但從一些臨床文獻及經驗來看，國人的脂肪肝盛行率並不遑多讓。

二〇一二年所發表的一篇回顧性論文中，就集結了二〇〇四至二〇一一年國內不同機構針對脂肪肝所做的調查，結果發現脂肪肝盛行率約在百分之十一．四至百分之四十一；其中驚人的是，看似健康的肥胖者中，脂肪肝比例竟高達百分之八十[1]。我個人在某公司的體檢統計資料中也發現，有超過百分之五十的員工有脂肪肝，顯見脂肪肝的發生，在國內已遠遠超過我們的想像。

值得注意的是，脂肪肝已不像過去所認知的只是一種良性疾病，最近幾年發現，它同樣會引起肝硬化、肝癌，甚至取代B型肝炎成為肝硬化發生的主因，這也就代表了，肥胖者已是罹患肝硬化的高危險群！

[1]：Hsu CS, Kao JH. Non-alcoholic fatty liver disease: An emerging liver disease in Taiwan. J. Formosa Med Assoc. 2012;111(10): 527–35.

肥胖的不良效應

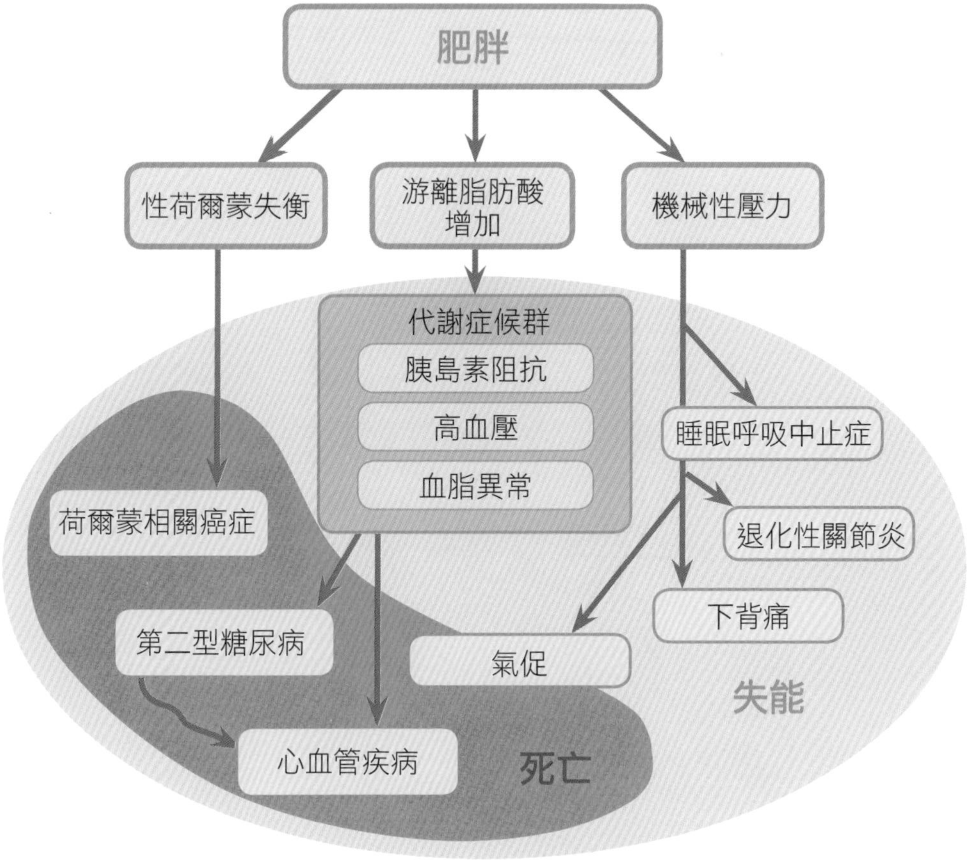

資料來源：© www.obesitymodel.com

此外，脂肪還會堆積在肌纖維之間，這樣的肌肉組織，收縮功能一定會受到影響，導致運動機能變差，所以肥胖的人跑不快，並不是只有重量的問題。

肥胖會引起代謝機能的全面問題，可以用「代謝症候群」來涵蓋。我在跟病人解釋關於「代謝症候群」的時候，常會用「冰山理論圖」來做比喻，意思是說，大家耳熟能詳的三高或四高疾病，包括糖尿病（血糖過高）、高血壓（血壓過高）、高血脂（膽固醇或三酸甘油酯過高）、痛風（尿酸過高），在臨床上常被認為是個別的疾病，用藥也是針對個別疾病，但其實這些疾病背後都有一個核心的病因，那就是「胰島素阻抗」。

肥胖的冰山理論

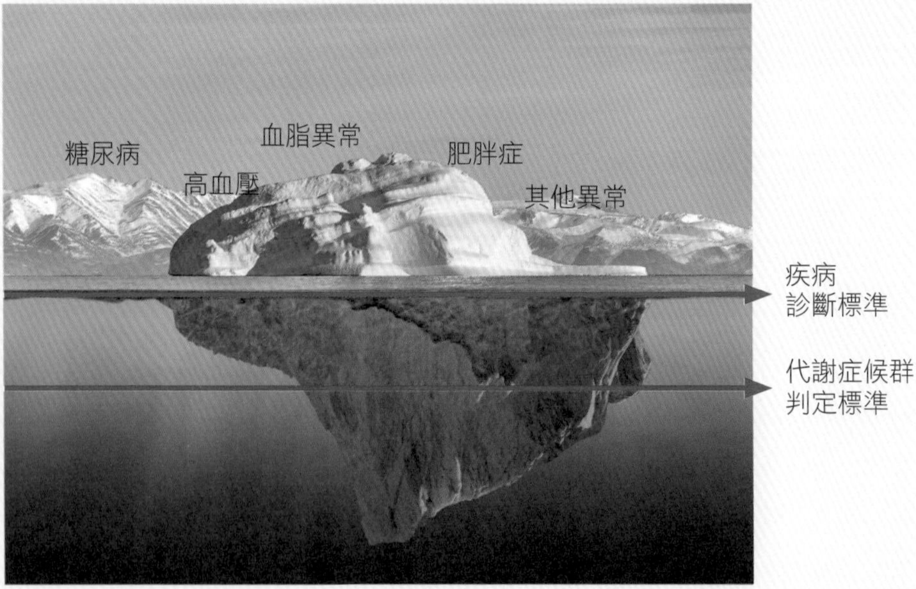
糖尿病
血脂異常
肥胖症
高血壓
其他異常
疾病
診斷標準
代謝症候群
判定標準

蘋果肥 vs. 梨子肥

你可能不知道，不同的肥胖體型，會存在著不同的疾病風險。我們過去常聽人説，上半身肥胖的人是「蘋果肥」，而下半身肥胖的人是「梨子肥」，這兩種人在醫學研究裡曾發現，「蘋果肥」是比較危險的，罹患糖尿病及高血壓的機率都會比較高，原因是「蘋果肥」的人主要肥胖部位是在腹部，也就是所謂的內臟脂肪增加，這代表一種脂肪功能失調，會釋放出很多的脂肪激素及發炎訊號，造成血管硬化與血壓升高；而「梨子肥」則是指腰部以下，在屁股及大腿部位的脂肪增加，比較不會引發心臟血管方面的問題。

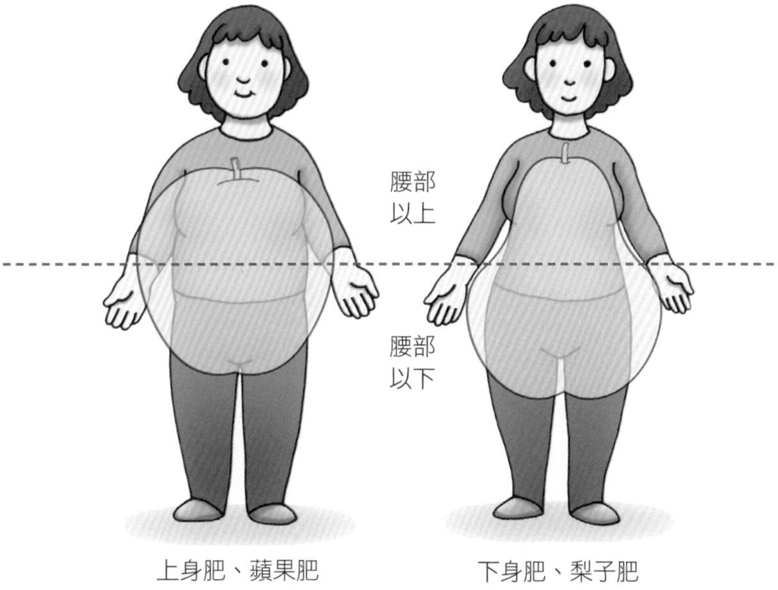

什麼是胰島素組抗呢？就是細胞對胰島素的敏感度下降，以致於身體必須製造更大量的胰島素來達到它原有的功能。胰島素阻抗同時會合併許多發炎因子的產生，造成身體各部分組織與細胞的發炎。如果是血管發炎，就容易硬化，血壓就容易升高，如果造成腦部的慢性發炎，就會導致腦部功能退化。現在我們也已經知道，失智症（尤其是越年輕發生的失智症）跟慢性發炎有關，醫界甚至已把阿茲海默症稱作「第三型糖尿病」。

胰島素阻抗越嚴重，我們的胰島就必須更努力的製造胰島素，直到有一天，它所製造的胰島素，再也無法克服這些細胞阻抗時，血糖就飆起來了，這就是臨床上界定的糖尿病。所以我們原以為這些疾病是個別的臨床問題，好像浮在海面上的冰山，但其實在水面下他們的病因都是相連的，而造成胰島素阻抗的最根本原因，就是脂肪過多所衍生的慢性發炎。

我們現在花很多錢來治療糖尿病，把血糖的數字降低，或者是用藥把血壓、血脂肪或尿酸的數字降低，這些其實都只是治標，只是在控制數字而已，並沒有真正找出病因，忽略了「真正的敵人」應該是肥胖症。

如果我們很認真的治療肥胖，把體重控制在合理範圍，甚至只要降低百分之十的體重，我可以很肯定的告訴你，這些慢性病幾乎都能達到非常良好的控制，甚至於完全痊癒！

我們診有一位病人，年紀輕輕才三十一歲，卻已罹患高血壓及糖尿病，為了治療高血壓，他必須吃到四種藥，糖尿病也須吃三種，才能夠勉強控制。他的體重高達一百三十七公斤，身高約一百七十公分，我初次看到他的時候，勸他要控制體重，他當時苦笑了一聲說：「我試過所有的方法都沒有成功。」

他是我早期的病人，當時我對減重的方法並無太多概念，所以後來我建議他，如果嘗試過各種內科方法都無效的話，可以考慮做外科手術。我推薦了一位榮總的醫師給他，在一個月內完成了手術，並且很迅速的在三個月內，激瘦了二十幾公斤。讓他的血壓藥從原來的四顆一直往下減，最後可以完全不需要用藥。糖尿病的藥也大概在半年之內，剩下只需要吃一顆。可以說他的高血壓和糖尿病都完全好了。

舉這個例子並不是要建議大家去做手術，而是從這個例子讓我深深體悟到，減重對於慢性病的改善居然有這麼大的影響。當時如果我知道「健康餐盤」的方式可以有效減重，並維持終生健康，就不會建議他去做手術了。而且我想強調的是，越是年輕的肥胖患者，完全痊癒的機會越大，臨床疾病出現時間越久的病人，恢復機會就相對少。

我想，聰明如你，是不是應該立即起而行，趕快減重？

✦對身心的影響

肥胖者的身心表現與生活品質很早就被學者注意到。研究發現，肥胖者對於自我形象的認同是比較差的，也就是自信心通常會不足，這個影響從幼童肥胖到成人肥胖都類似。肥胖者（ＢＭＩ值在二十七以上）發生「低自尊」的情況是一般人的四倍之多，即使只是「超重（ＢＭＩ值介於二十四至二十七）」的人，也比一般人有接近三倍的「低自尊」表現，甚至於有些孩子，只是被他的祖父母認為「稍胖」一些，就可能比平常的孩子多出兩倍的「低自尊」情況。

就像我，平常在人前的表現向來都是威風凜凜、自信十足，但是我在這裡可以跟大家坦白，在我肥胖的那二十多年，其實都是「打腫臉充胖子」、強自振作，基本上對自我形象是相當沒有自信的。過去常有人說我虎背熊腰，或戲稱我是「關西大漢（我是新竹關西客家人）」的時候，其實我心裡都是在淌血的，聽完都會努力節食個兩三天。

有很多研究發現，肥胖者因為自信的不足，在社交生活上比較容易有社會退縮的情形（這跟我們過去刻板認為「心寬體胖」的印象是很不同的），甚至於在求職方面，也比較容易遭受歧視，尤其在一些特定的行業，例如演藝性的工作等，體重往往造成很大的影響。

肥胖者的體能因為體重的關係，或是因為肥胖造成心肺功能影響，表現也會比較差。即使是ＢＭＩ指數在標準體重範圍內，但是脂肪比例過高的隱性肥胖者（即俗稱的「泡芙族」），他的體適能（身體適應環境刺激的能力）也明顯較正常人為低，例如：一般超重或肥胖的人爬樓梯，就會比較容易喘。

我剛到美國唸書的時候，到舊金山去拜訪一位朋友，他帶我在城裡走來走去。我幾乎每到一個景點都氣喘噓噓，因為舊金山的地勢高高低低的，每一處都要爬坡，而我只要個幾步就無法承受。

但是減肥後我跟一些朋友去爬山，可就是完全不同的情況了。兩年多前我到大陸貴州去訪問，跟著一群友人到旅館旁的小公園遊覽。我跟一位從小愛運動的學長一馬當先、並駕齊驅快步的往前走，另一位同行的教授身材只是略胖，卻跟在我們後面汗如雨下，一直大叫：「你們兩個走這麼快，要把我整死了！」貴州跟舊金山很類似，是有名的「地無三里平」，小小的公園高低差也有百來公尺。而這時是我減重成功後的頭一年，體重約七十四公斤、ＢＭＩ是二十三．八。

此外，過多的脂肪組織所造成的慢性發炎，也會影響到性器官的血流供應，降低性功能。很多研究顯示，肥胖者的婚姻生活普遍較差，這個部分就不是只有心理作用，性功能的衰退也是重要原因。如前所述，肥胖者的體能較差，容易疲勞，加上自我形象的不滿及信心的喪失，都容易引起性功能的障礙，甚至於因為體型的限制，也會影響到性行為的進行。

從「心」出發、認真看待：減肥心法

✦Renew：食物的選擇，要重新建立正確觀念——三個關於減重的《腦內革命》

減重的意義是在重新建立一個健康的生活型態，它成功的關鍵在於你是否做好「腦內革命」，從食物、生活形態的認知做一個根本的重建。

我曾經有一位減重患者，在減重期間很勉強地配合我的飲食建議，但只要一個不注意，他就會回到原本的飲食偏好。例如我建議他吃五穀米，他會試圖把它換成燕麥、豆漿或廣東粥；我建議每一餐都要有蛋白質，卻發現他拿香腸、培根當作主要的蛋白質來源。這種認知上的「固執」，即使是按照「211平衡餐盤」配置比例，仍會失敗，因為他沒有真正認識「食物」跟「食品」到底有什麼差別！

讓我們來重新定義一下「食物」跟「食品」。一般人常聽說，「要吃食物，不要吃食品」，這句話本身有一點點混淆，食物和食品的區別，從字義上看來，感覺有些許不同，食品似乎就是加工過的食物，事實上，在法律和營養學上的定義也各有不同，我們在此使用一個觀念，那就是應該要吃「完整食物或是全食物（請見第六十二頁）」。

簡單的說，我們應吃接近原本狀態的食物，例如里肌肉，不論是用煎的或蒸的，都比吃肉乾、肉鬆或香腸好。我們應該吃可以看見一粒一粒的五穀米或糙米，也盡量不要去吃米果或粿之類的製品。寧可吃魚，也不要吃魚丸。我知道最難說服大家放棄的，可能就是麵包或是麵食類，很多人會認為，「麵食是我們的傳統主食，應該很健康」，也或許會有人跟我爭辯說，「如果我吃的是雜糧麵包、全麥麵包，這些應該很健康吧？」

在這裡跟大家分享我自己的經驗。過去我跟大家一樣，以為這些麵包應該比白麵包要好很多，直到我開始自己學做麵包（是的，我自己做麵包），開始去搜尋各種配方之後才知道全麥麵包若要做得可口，至少一半需使用高筋麵粉，而且如果不添加改良劑或者小麥麵筋，做出來的全麥麵包又硬又難吃。

我不敢指稱商家的麵包一定有添加改良劑，或以其他的方式來讓它鬆軟，但從我蒐集到的配方來看，全麥麵包並不是真的全麥，許多研究資料也指出，麵食造成血糖升高的程度是很驚人的，因此，有些糖尿病治療專家建議，糖尿病患者應盡量不吃麵粉類的食物。

所以，想要減重，**腦內革命的第一步，就是要把家裡所有的麵包都丟掉！**在減重期間要謝絕麵粉製品，達標之後也應盡量不吃！

腦內革命的第二步，必須調整你對「主食」的觀念，不再把傳統認定的澱粉類食物當作主食。過去我們將米飯、麵包、根莖類都歸類為主食，現在則**應轉變成為副食品。**

一九七二年瑞典提出第一版的飲食金字塔中，澱粉、全穀類是放在塔底，建議攝取的份量應佔最多（我國衛生單位曾提出同樣的飲食金字塔，也是將澱粉類放在最底部）。到了一九八〇年代，全球肥胖症開始大流行之後，營養學家開始檢討這樣的飲食建議，因此到了二〇一一年，美國農業部提出了一個「我的餐盤（My plate）」飲食建議，把澱粉的量向下調整，但是對於澱粉的內容卻沒有明確建議，甚至連一些再製食品也認為是可以攝取的澱粉。

同年，哈佛大學公衛學院根據他們多年對肥胖症的研究及營養學文獻資料，提出了「健康飲食餐盤」的概念。「健康飲食餐盤」與我所說的「２１１平衡餐盤」最大不同，在於澱粉的量被嚴格控制在每餐僅佔四分之一，但從我個人帶減重班以及輔導病人的經驗發現，運用「健康飲食餐盤」概念要達到減重的效果，其中澱粉的量還要再向下修一點，理想的量大約應占每餐的六分之一左右，空出的部分則用蛋白質來填滿。

為什麼澱粉要少、蛋白質要多？這不光只有體重控制的問題而已，這裡面牽涉到身體的神奇功能：當我們在吃澱粉類食物時，心情是比較好的，澱粉能讓人有愉悅感，因此我從來不主張要把澱粉完全戒絕，在我的「２１１平衡餐盤」裡，一定會保持有澱粉的成分。一般所謂的「斷醣飲食」（把所有含糖食物或澱粉類食物完全剔除的減重法），除非在特殊情況之下，比如體重進入停滯期時，可以短期（約一週）採用，其他時候如果用這樣的方法，會造成很多的副作用，包括噁心、腹部不適、口臭、頭痛，當然也可能造成心情的低鬱，以致於很容易放棄掉對減重的努力。

但是，如果澱粉類吃太多，尤其是精製澱粉，比如西點麵包、中式的包子、水餃、燒餅油條等，都是很容易消化的食物，會很迅速造成血糖上升。血糖升高，我們的生理反應就會將血糖運送進細胞裡，而這個步驟需要靠胰島素來幫忙，胰島素會跟著血糖上升迅速分泌，打開細胞膜上的葡萄糖通道，讓細胞能趕快利用血糖。

在胰島素功能正常的情況下，血糖會很快的在一、二小時內下降，這一高一低之間，將誘發大腦的飢餓感，傳達出「趕快去覓食」的訊號。所以吃澱粉類食物，除了在熱量上的影響，同時也會從腦袋裡面改變你的行為，因為血糖降低、飢餓感出現之後，一定會刺激你去覓食！（想想你吃了麵包之後，是否感覺飽得很快、餓得也快？瞭解這個道理之後，就一點也不奇怪了！）

至於蛋白質要增加的理由，可以從兩方面來講，第一個是血糖的反應。相對於澱粉類食物，蛋白質的消化速度就要慢得多了，因此它對於血糖的效應是緩慢地上升，甚至還可以延緩澱粉類食物被消化的速度，具有穩定血糖的功能。而它讓血糖達到的高度，同樣也會讓大腦有相當程度的愉悅感，更重要的是，這樣的血糖穩定，可以讓這種中度的愉悅感以及飽足感持續四至五個小時，直到下一餐正常進食前。

另一方面的理由是，在減重期間，我們的生理功能改變，會優先分解蛋白質作為能源，造成肌肉的流失。如果不攝取充分的蛋白質，在減重的過程當中，減少的肌肉將遠多於脂肪，造成重量減輕、但體脂率卻升高的情形，對健康有不利的影響，並且會降低基礎代謝率，形成所謂的「易胖體質」。如此，想要用飲食控制體重的計畫就更不容易達成，稍一不慎就會復胖，復胖之後的脂肪與肌肉比例將更為懸殊，使得下一次減重更為困難。

腦內革命的第三步是要正確的看待水果。水果在一般人眼裡，似乎是低熱量的健康食物，營養專家或醫生常會建議你要多吃水果，但「多」這個字其實有點誤導了，包括我自己也從小認為，吃水果餐是多麼幸福的事情，等到我認真開始研究肥胖醫學、開始去瞭解各種食物的熱量後才赫然發現，同樣重量的水果與蔬菜相比，平均熱量約可多達二至三倍！此外，水果裡頭的果糖非常容易被吸收轉化為三酸甘油酯、形成脂肪，所以在減重過程中，水果的攝取必須適量，原版哈佛大學「健康餐盤」的蔬菜和水果比例約為三比一，我個人建議則是**每餐水果量約控制在「一個奇異果大小」左右**（不管是哪一種水果都抓這樣的量，比較容易記憶），萬萬不可以用水果來取代蔬菜。

有一些蔬菜本身就是果實類，例如大番茄、大黃瓜等，這些果實類蔬菜含有與水果一樣好的營養素，卻沒有果糖太多而產生的不良效應，而且平時也很方便準備，應該多吃。

✦ Reset：

重新「設定」你身體對食物的感覺——改變從小的習慣或慣性，重新體會飽足感

很多人可能跟我一樣，從小只要吃完一碗飯，媽媽就會鼓勵說：「很棒！」吃完一碗飯後，常常還會追問「夠不夠？」、「要不要再多一點？」我小小的心靈覺得，吃飯可以讓媽媽高興，應該要多吃。而確實，在我吃多的時候，長輩們都是用鼓勵的口氣表示：「你這樣吃，讓我們覺得很有成就感，表示我們煮的菜很美味。」不知不覺地就越吃越多了。

有時候，我已經吃得很飽、吃不下了，我媽媽又會說：「一定要把碗裡的東西吃完，不然將來你的太太會有滿臉的痘子！」為了保證我將來能娶到美麗的太太，我又把剩下的飯吃得一乾二淨，即使當時已經覺得肚皮快脹破了。如此日復一日，對於飽的感覺一直在擴增，直到有一天，我真的變成了名符其實的大胃王！

記得我小時候很喜歡去我姑姑家，姑姑很會包餃子，有一次她準備了一百二十五個餃子，給我和我的三個表兄妹，以及她自己五個人分，每個人原本只有二十五個，但那次我竟然一個人就吃了五十八個！這件事即使到現在快五十年了，都還在親友間傳為趣談。然而這樣的飲食習慣並不健康，也註定了我成年以後「肥胖」的命運。

我錯誤的飲食習慣還包括剛進社會的時候，跟很多人一樣，因為工作忙碌，沒有時間自己

準備食物，都依靠外食。我以前的早餐習慣是去連鎖咖啡店買一杯拿鐵，配一個蔓越莓奶酥麵包，吃進這樣一餐，立刻有血糖上衝的欣快感，高甜度讓我當下覺得很滿足。但是很快地，不到十點鐘就會開始覺得餓了，這個時候如果有人提議來個tea time或者所謂的coffee break，順便搭配一點甜點，我會完全無法抗拒（例如我參加的很多學術研討會，在演休息時間都會提供這樣的食物）。沒想到的是，當我重新坐回辦公桌，繼續意志高昂的工作時，血糖無處可跑，已悄悄地堆積成脂肪了。

因此，正確的飲食習慣及對「飽足感」的感受是很重要的。我在開減重班時，第一堂課一定會發下一份問卷，幫助大家找到生活習慣中，導致發胖的「魔鬼」。有不少人說，「吃東西一定會吃到撐為止」，也有人說，「習慣把桌上或碗裡的食物全部吃完」，更有些人會說，「只要有人在吃東西，或是有人拿東西給我吃，我都來者不拒，即使肚子不餓」。

這些在我看來就是一個「**腦腸分離**」的現象。我們的腸胃道在填滿食物時，腦部應該是有感受的，但是我們卻在更上層的「慾望」層次，忽略了身體「已經飽」、甚至「撐」的訊號，這樣的結果當然會造成過度的攝取食物（就像現在很多人喜歡去「吃到飽」餐廳，覺得很划算、有賺到的感覺。但是物超所值的背後，卻傷害了身體對「飽」的敏感度）。

另一方面，我們對於飢餓的感覺也常常有過度解讀的現象，像是在攝取高糖分食物時，因為血糖瞬間升高，促使胰島素分泌後，讓血糖又快速下降造成所謂的「相對飢餓感」，會讓很多人又有進食的慾望。但其實這個時候胃部還沒有完全排空，不應該感覺到飢餓，有些則是因為食物刺激了胃部蠕動，造成飢餓的感覺。

這時需要用一點基本常識來判斷，也就是說，如果我們這一餐吃的東西是健康的組合，裡面有蛋白質、蔬菜、全穀類等，而且份量適中的話，基本上它應該可以滿足四至五個鐘頭的生理需求，因此如果在飯後一、二個鐘頭就感到飢餓，我們就需要做幾個判斷：

1. 你最近吃的這一餐，是否因想節食而攝取量不足？
2. 你吃的食物組合是否正確？（最常見的狀況是刻意減少肉類的攝取，或刻意弄得完全無油，而偏向於澱粉類，這樣的吃法都會讓胃部排空時間加快，這種情形所導致的飢餓，那可能是真的飢餓。）

調整方法最好是改進你下一餐進食的比例，或者是吃少量的蛋白質，例如一個茶葉蛋加一杯水作為暫時填充，千萬不可以去尋找很方便取得的麵包、飯糰之類的食物來充飢。如果此時還因為想節食，而選擇吃生菜沙拉之類食物的話，可能仍無法抑制這樣的飢餓感。

總而言之，我們要懂得如何去調節身體的「飢餓感」與「飽足感」，同時也要瞭解食物需要消化的時間，才能做出正確的食物選擇。

✦ Rebalance：「天天均衡」還不夠，應追求「餐餐均衡」

有些人主張，想要瘦身，可以用「早上多吃澱粉類、中午吃肉、晚餐蔬菜」的方式，認為只要在一天之內均衡各類營養素就可以了。但是我認為，這種方式並不符合生理需求，反而會造成反效果。因為早上攝取澱粉類食物，澱粉消化得快，常常不到中午就會餓了，而中午吃肉，為了消化這些蛋白質，胃部的血流增加，造成腦部血流減少，不僅會影響到下午的工作效率外，還會連帶造成晚上進食時程的混亂，甚至反倒變得又會「多吃一餐」。

因為吃肉雖能延長飽足的時間，但到了下午五、六點該進食的時候，卻可能因此覺得不太餓，很多人自然地把晚餐時間往後延，這一延，又怕吃太多會胖，就吃得很少或是只吃青菜，導致夜晚入睡時血糖會變得非常低，結果不是餓得睡不著，就是半夜被餓醒！（有些人半夜餓醒，在意志力薄弱的情況下，到處找東西吃，一不小心就吃過頭了！曾經就有病人跟我說，他有「夜間暴食症」，常常一早起來發現冰箱裡的食物不見了，才猛然想起自己昨晚做的傻事。）

像這樣的飢餓感，是真實的飢餓感。我想要你改變的，並非是去忽略這種飢餓感，而是要調節食物的組合。不只是一天內的食物組合要均衡，每一餐的組合如果都能達到「２１１」的均衡概念，就可以延長血糖穩定的時間，讓每一餐的飽足感都能夠維持到下一餐進食之前。在夜裡入睡時，也不致於因血糖過低，造成強烈的飢餓感，而影響到睡眠。

此外，有人認為「少量多餐」是一個控制體重的方法，這在生理學來說，其實是一個會破壞飽足感的進餐方式。當然有些人有特殊的身體問題，例如胃潰瘍或胃食道逆流者，因為身體狀況而需要少量多餐外，大部分時候，少量多餐所影響的將是對飽足感的鈍化，也變相鼓勵了頻繁的進食，再加上我們現在食物的取得常常都是以方便為主（例如麵包、餅乾、飯糰），非常容易造成飲食的偏頗，導致澱粉類或熱量攝取過多，出現更嚴重的肥胖。

「少量多餐」也會讓你的血糖維持在非常高的位置，使得胰島素必須不斷的工作。前面說過，如果我們每次進餐結束後，不是進行體能活動或是需要耗費體能的勞動，而是回到辦公桌前坐著工作，胰島素就會逼使血糖進入脂肪細胞，造成肥胖。

飲食不正常，導致一連串惡性循環

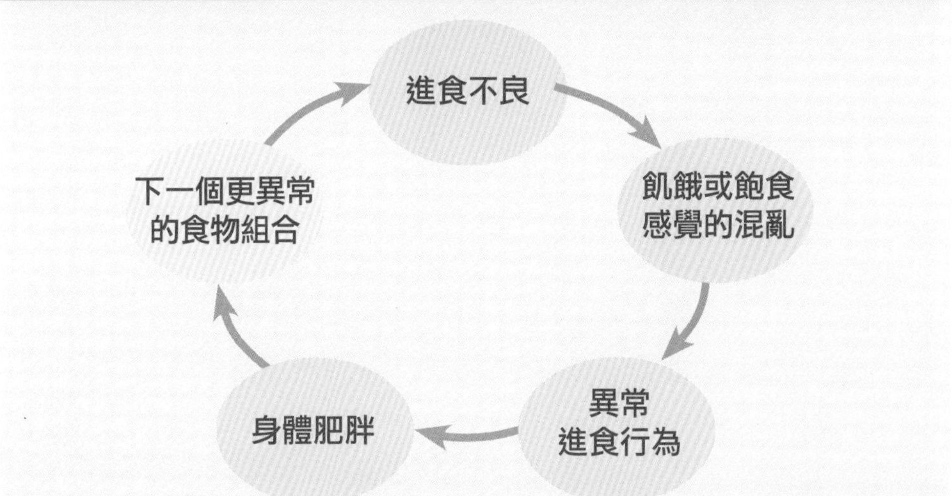

另一方面，長期血糖升高造成的胰島素持續分泌，也容易使胰島素敏感度降低，導致胰島素阻抗增加，胰島素阻抗是代謝症候群的最根本原因，所以「少量多餐」，**不但達不到減重的效果，反而會造成諸多的後遺症。**

✦ Recognize：認真面對體重過重的危害，不要再當鴕鳥！

很多胖的人不敢面對體重！不知從何時開始，許多成年人談到體重，好像跟談到「年齡」有一樣的反應，都會做出驚恐狀說：「這個不可以談！」。

我在發胖的那些年，除了知道自己的腰圍不斷地增加，衣服、褲子越買越大件以外，其實很不願意量體重。因此我對外宣稱的體重數字，經常是我去年或前年體檢時的紀錄，等到我自己開始減重以及研究肥胖醫學後才瞭解到，要能夠成功的減重，其中一個重要的行為改變，就是要認真面對自己的體重，而且每天都要量！只有每天都量，我們才會知所警惕。

有些人會向我提出反對的意見，認為體重「一日三變」，怎麼可以作為依據呢？的確我們的體重一天之內，會有高達三公斤的變化，有些人甚至於每餐飯前、飯後，就可以有三公斤變化。所以在減重過程當中，**對於體重的監測，我都是建議在「早上起床、上完洗手間後」進行測**

量，作為一天體重的依據。

另外，有人可能會跟我爭辯所謂的「定點理論（Set Point Theory）」。這個理論講的是，我們的體重會有個固定的「位置」。在一段時間內，如果進食過量、體重增加，只要你恢復正常飲食，體重會自然回到「定點」；同樣的，如果在一段時間之內進行節食、體重下降，等到你恢復正常飲食，體重也會回到「定點」。所以他們就會說，多吃反正不會變得更胖，少吃也一定會復胖，所以飲食控制是無意義的。

這些人忽略了他們所謂的「正常飲食」，其實並不怎麼「正常」，科學上也的確有很多證據證實「定點理論」。因此在減重策略，必須要克服身體對於固定體重的頑強反應，「騙過」身體對於體重定點的堅持，用「溫水煮青蛙」的方式，逐步地達到減重目標。本書所建議的「211全平衡瘦身法」，就是可執行的減重方式，為什麼呢？

舉我自己的身體變化為例：我在體重九十公斤時，維持體重所需熱量大約為一天二千七大卡，用「211平衡餐盤」來控制，我一餐吃到飽的量，包括一碗七分滿的飯（約一四〇公克，二〇〇大卡）、三片里肌肉（約二〇〇公克，四〇〇大卡）、一大盤蔬菜（約四〇〇公克，一二〇大卡），加總起來約七百二十大卡，我如果三餐都這樣吃，也才二千一百六十大卡左右，所以我每一天就會負平衡五百多大卡。

依據肥胖醫學估計，消耗七千七百大卡約可減一公斤，所以每天負平衡五百大卡，只要兩個星期就少掉七千多大卡，也就是說大約每兩週可以掉一公斤，一個月就能達到減重二公斤的目標。如此，每天少量的熱量負平衡，可以騙過身體對於「定點理論」的堅持，讓體重緩緩下降，而不致復胖。

當然在這個過程中，因為體重的減輕，對熱量的需求也會下降，進食份量也必須逐漸下修，我就是這樣從接近九十公斤，在六個月之內減到七十四公斤。而我現在每一餐的熱量攝取，大約會維持在六百至六百五大卡之間，每日總熱量不到二千大卡，因此有時每週體重都還會再掉個〇．五至一公斤，這剛好讓我在週末的時候，可以放心的跟家人吃得稍微豐盛些，且完全沒有復胖的顧慮。

養成每天量體重的習慣，是我個人在減重過程中，所做到最大的行為修正，這讓我可以很快的警覺到，「身體對於體重的堅持」是否發生了改變。我的病人或是減重班學員在減重期間，當然會因為我的要求，至少「每週」量體重和體脂，再按照「２１１平衡餐盤」的作法，搭配嚴密的體重監控，幾乎都能達到目標；然而在離開減重班後，不能繼續維持體重的人，很明顯的，不是在飲食方面鬆懈了，就是根本沒有去量體重，等到哪天想起時，體重又回到「必須再參加一次減重班」的程度了，相當可惜。

「定點理論」其實是一個非常好的生理功能，它讓我們在達到目標體重之後，可以相當輕鬆地維持體重。我自己就有一次很好的例子，二〇一六年五月，我到加拿大參加世界肥胖醫學大會，雖然都是一群肥胖醫學專家，但除了會場提供的飲食是很健康的以外，我們到附近的餐廳進食，卻不容易點到健康的食物，連旅館提供的早餐，也只有少少的幾樣蔬菜，在那次會議結束後，我居然暴增了三公斤！可見得美洲的食物是非常容易致胖的。

一回到台灣，知道自己體重增加三公斤，立刻認真執行我的「211全平衡瘦身法」，短短一週內，我馬上就減掉了三．六公斤，再隔一週，也回彈到穩定的七十四公斤，因此「定點理論」對於我的體重維持，反而是一個非常好的生理功能。只要能做到每餐均衡、每天量體重，在體重超出百分之三至百分之五時，認真執行「211全平衡瘦身法」一週左右，大都能回復到理想的目標體重。

如何改變習慣？

我到公司、機關演講時，有些聽眾會要求我談一談外食族的飲食法。當我在門診建議「211減重餐盤」時，有些病人會面露難色地說，「我們都是外食族，怎麼可能吃到這麼多蔬菜呢？」也有些病人，在我建議三餐都要符合「211減重餐盤」的均衡原則時，驚訝地問我說：「連早餐也要吃蔬菜？」這裡面顯然有幾個問題是：一，一般人都不習慣早餐吃蔬菜，二，一般人都慣性地認定，外食不可能吃到這麼多蔬菜。

長期下來，我們的飲食習慣很自然的變成：蔬菜少、澱粉多，並且吃油膩的蛋白質；我們也習慣了外面的食物當中，含有高鹽、高油等重口味，對於食物原本的味道，反而變得不習慣了，甚至連湯或飲料，都已習慣吃得比較濃稠，或者一定要含糖，許多人的味覺其實都已經被破壞了。

✦從早餐加蛋開始

我們該如何扭轉這個習慣呢？當然，必須要先對健康有正確認知。要知道，早餐只吃澱粉是對身體不好的。我會建議你，至少從早餐加一點蛋白質開始，例如早餐只吃燒餅油條跟甜豆漿的人，第一步可以把燒餅夾油條改成燒餅夾蛋，把甜豆漿改成減糖或無糖豆漿。第二步可以去尋找一些有提供燒餅夾生菜的早餐店，用燒餅夾生菜和蛋，配上無糖豆漿，**逐步增加蔬菜與蛋白質的量，並減少糖和澱粉的量**，這樣就可以吃到健康的早餐了。

一步一步改變飲食習慣，就能吃得愈來愈健康。

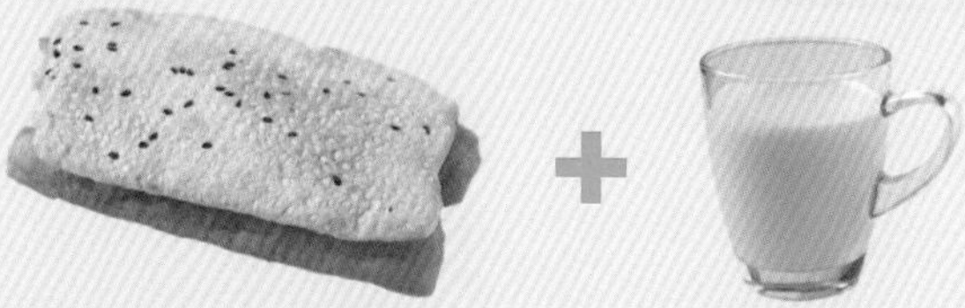

燒餅 + 油條 + 甜豆漿

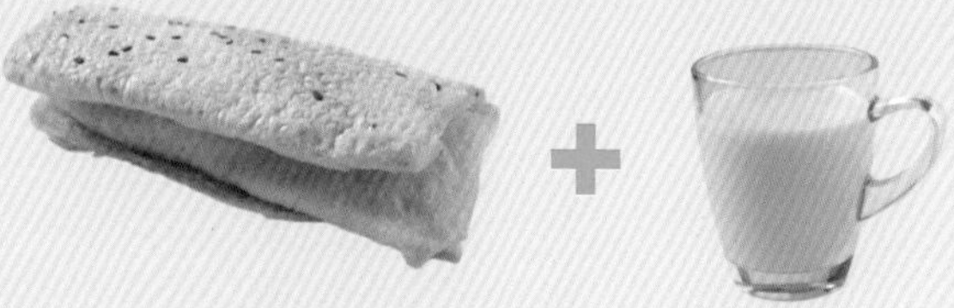

燒餅 + 蛋 + 無糖豆漿

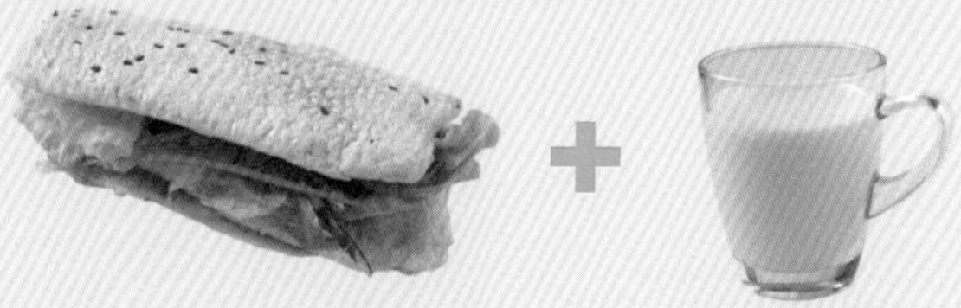

燒餅 + 生菜 + 蛋 + 無糖豆漿

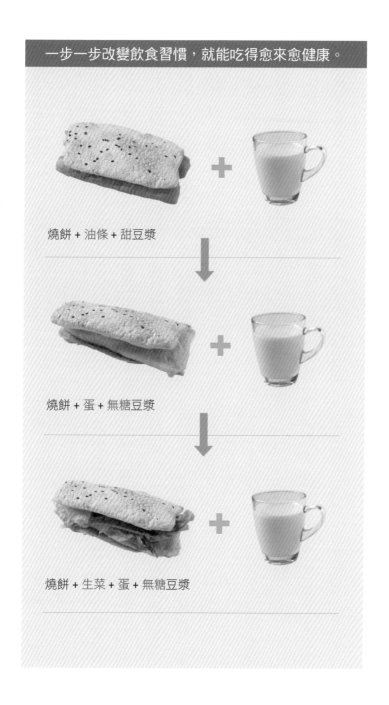

✦把便當改成自助餐，堅持２１１原則

午餐部分如果你是吃外食的，建議你可以將便當改成自助餐，至少你可以在自助餐所提供的食物裡，挑到比較多的蔬菜，以及較不油膩的蛋白質。挑選蔬菜的方法，假使你可以接受燙青菜的話，有些自助餐廳可以提供這樣的選擇，如果你一開始無法適應，或者那家餐廳不提供燙青菜，那我建議你**盡量夾位於菜盤上層的蔬菜，含油量會比較少**，並且把餐盤裡的最大格拿來放蔬菜、最小格放白飯，飯如果是另外點的話，你也只要從碗裡挑出一小團的飯來吃，作為這一餐的澱粉量即可。

這樣的餐盤比例，以蔬菜佔大格來說，就已達到２１１飲食「蔬菜一半」的基本目標了（建議蔬菜的種類每一餐至少要挑三種）。另外餐盤裡的一小格拿來放澱粉類食物，另外兩小格放蛋白質食物。其中蛋白質可挑選動物性和植物性的各一格，植物性蛋白像是豆腐、毛豆等豆類，動物性蛋白建議盡量挑選蒸魚、烤魚或乾煎的魚，以及川燙的海鮮、白斬雞等（注意不要吃皮）。而哺乳類動物的肉，如豬、牛肉等，則控制在每週吃少於四次。

還要請你**盡量不要喝自助餐廳的湯，如果餐廳有提供酵母乳也請避免**，因為這種製品的酵母菌含量不高，糖分卻會高得嚇人！（我有一位同學當年想要避開兵役，居然就是靠這種酵母乳，迅速地讓體重在半年內增加三十、四十公斤！）若想達到更好的體重控制，更進階的作法是，進餐的時候多取一杯開水，把仍然偏油膩的蔬菜稍微過水，把油沖掉，也把調味料沖掉，這

符合「211 平衡餐盤」原則的點（備）餐方式

外食時

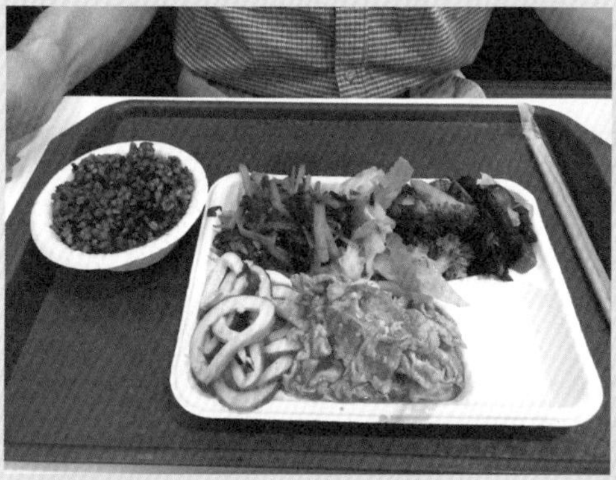

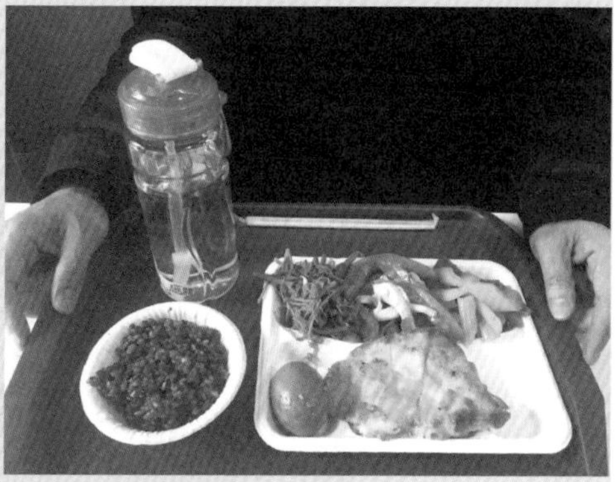

午餐若外食時，我會至自助餐店按照 2.1.1 的食物配比點餐，上圖就是我實際的餐點內容。

自備便當

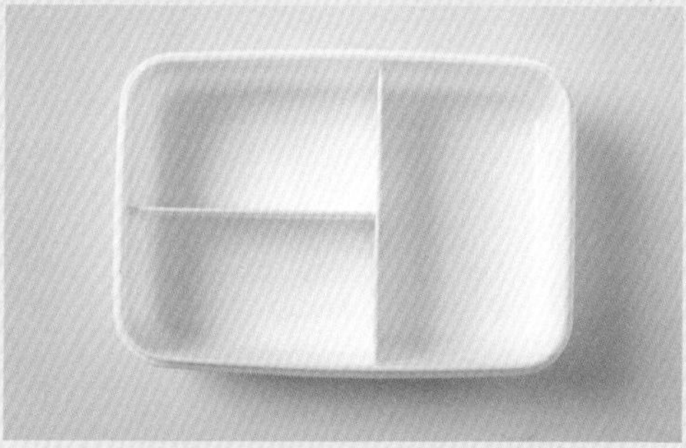

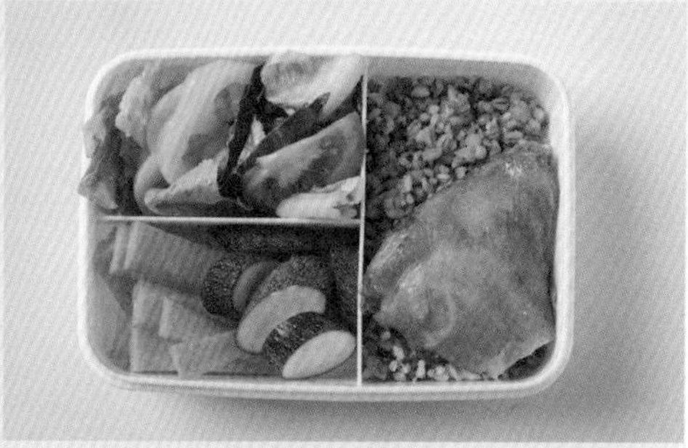

我更常自己準備午餐餐盒，選一個有分格的餐盒，2 格用蔬菜填滿，另外 1 格放五穀飯、1 格放蛋白質。

在家用餐

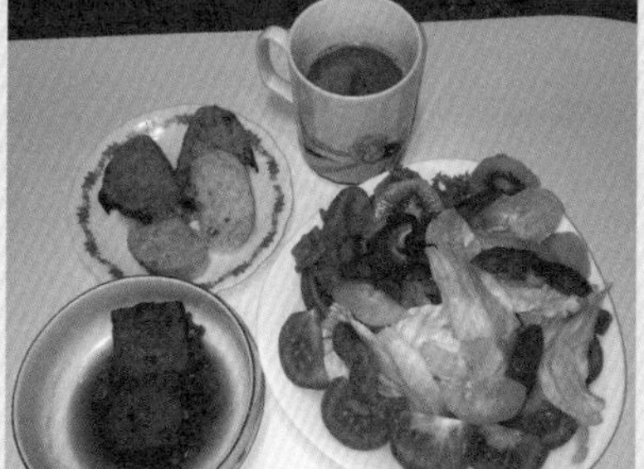

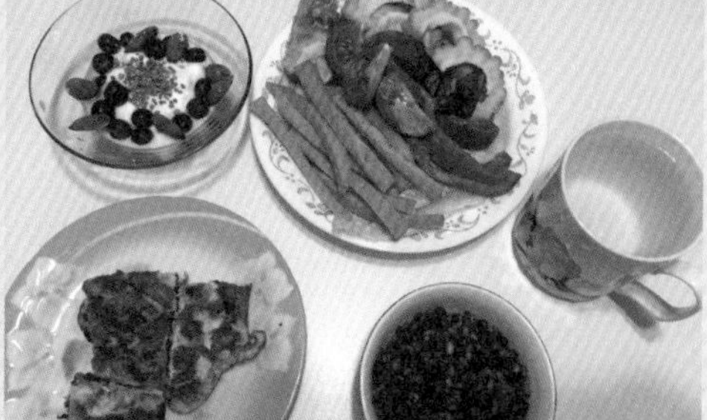

在家用餐時，更容易做到 211 的食物配比。

樣你就可以吃到更少油、少鹽，而接近原味的蔬菜了。也許一開始覺得這樣做很麻煩，但是為了長久的健康，重新建立好的飲食習慣，終究還是值得的！

✦ 應酬的重點是交朋友，不是吃大餐

至於現代人不可避免的應酬飯局，常是最會破壞減重計畫的活動。要改變我們在應酬中的飲食行為，首先需要建立一個觀念：應酬是為了社交，不是為了吃！吃只是一個附帶的活動。所以我建議，在應酬的時候，應該要多說話、多聊天，自然就會少吃食物了；如果要飲酒，我也建議你，舉杯致意後，酒杯就可以輕輕放下了，或是在唇邊輕觸，做做樣子就好，不要真的喝下肚，這樣整個進餐時間你都可以保持頭腦清醒，認真的結交朋友。

我曾在這類場合裡遇到一位外交官，現場有一百多位外僑，這位外交官不斷地起身說話，炒熱場面，也頻頻舉杯邀酒，來賓的情緒都被他帶得非常熱絡，酒也喝了不少，但是我注意到，這位外交官手上的那杯酒，從餐會開始到餐會結束，居然完全沒有減少，而且他的身材看起來也非常苗條。回想起來，這樣面對應酬的應對方式，應是保持健康體重的訣竅之一。我建議你，不妨練習這樣的技巧，既可以交到好朋友或是談成生意，也不怕會因此傷了身體。

重拾生命掌控權

✦掌控生命，從選擇食物開始！

我們從出生以來，維持生命的第一個本能動作就是吸吮，所以進食似乎是一種不需要特別去思考的本能。久而久之，我們也幾乎快要忘記食物跟我們之間的關係：不應該是食物來控制我們，而是我們要去控制食物。也就是說，不應再依賴著「本能」進食，而是要憑藉著我們對食物的認識與關係（所謂食物與我們的關係，就是本書前文所提到的關於食物對身體的影響），來選擇吃進嘴裡的東西才對。

好吃的食物可以是很營養的，但如果「組合」不對，也可能會對身體產生很大的危害。舉例來說，同樣是肉與飯的組合，你如果是用一塊乾煎的排骨，配上一小碗的糙米飯，如此將是美味可口又營養；但如果是把這塊排骨切成肉絲，用太白粉勾芡、加上蠔油，炒出一碗蠔油肉絲，再配上一大碗白飯，這種組合顯然就對身體沒有好處了。再者，倘若你的這碗飯選擇的是肉燥飯或控肉飯，這樣的危害就更可怕了！所以要運用你對食物的瞭解去做選擇，千萬不要讓食物激起你的「本能」，毫不思考的就吃下肚。

另外一個很重要的概念就是，很多人可能從小就覺得食物是不該被浪費的，因此很可能習慣上會把手邊的食物通通吃完。就像俗話常說「暴殄天物」，似乎把好吃的食物留在碗裡沒吃完，就會產生罪惡感。但我的定義和大家不同，我認為**所謂的「暴殄天物」，真正的「天物」應該是你自己，而不是食物**，將過多熱量或是對身體沒有好處的食物任意吃進身體，真正傷害的其實是你自己這個寶貴的「天物」！

✦控制體重，遠離衰老！

肥胖是百病之首，但除了疾病之外，其實肥胖也是衰老的第一個徵象。如果你曾經站上體脂儀，體脂儀的報表裡會有一個「身體年齡」的參數，指的是「體脂與肌肉的比例」是處在哪一個年齡的比例，例如，三年多前我開始減重的時候，體脂儀告訴我，我的「身體年齡」是六十八歲，但我當時的實際年齡其實是五十六歲；而在我將體重減下來之後，這三年來，我的「身體年齡」都維持在五十歲，也就是比我實際年齡要少八、九歲，這代表了我的實際年齡雖然逐年增加，但「身體年齡」卻往後退（我現在的目標，則是希望能將身體年齡繼續往下降），因此，**只要你能好好的控制體重，就會達到「逆齡」的效果！**完全不需要靠任何醫美技術或保養產品。

體重增加為衰老徵象其實是有科學根據的，因為脂肪會造成氧化壓力的增加，而氧化壓力增加的「活性氧族」會破壞人體的遺傳物質ＤＮＡ，也會造成我們在細胞複製過程當中，維持染色體長度的重要酵素「端粒酶」之活性降低，使我們的染色體在複製之後越變越短。而越是肥胖，我們的細胞在進行修補時所產生的新細胞，其染色體也會越來越短。

現代科學對於老化研究的瞭解，其中一個很明顯的機制就是染色體變短，並且已經證實，染色體的縮短就是在「端粒」的部分，這是造成老化的主要原因之一，倘若我們能夠好好維持「端粒酶」的活性，或是減緩它衰退的速度，就可以達到相當程度延緩老化的效果，所以我會說，**控制體重，其實是防衰抗老的一個重要手段**。

我相信，就算嘴巴上不承認，大部分的人對於老化都會很在意，當看到自己圓圓的肚子，接著發現爬樓梯會氣喘、睡覺會有呼吸中止、永遠覺得睡不夠、睡不飽，還經常感到腰痠背痛，甚至膝蓋也開始疼痛時，你就可以體會到肥胖對身體造成的危害了。如果你現在才二十、三十歲，卻因為肥胖，出現了這些老年人的病痛，不就等於是未老先衰嗎？如果你不想這麼早就老化，從年輕開始控制好體重就是一件非常重要的事情！

可以的話，從今天開始，買一個秤回家去，即使沒有天天量體重，至少也可以做到經常（例如每週或每月）量體重。當然量完體重最好能夠記錄下來，並為自己設定一個合理的體重警戒線，一旦超過，就表示你最近的生活需要做一些調整了，隨時警惕。**體重增加絕對不是一個「自然現象」，它所代表的意義就是老化！**也不要再給自己找藉口說，年齡增加了、代謝率下降，以致於無法控制體重，說真的，掌控體重的權力，完全操之在「己」！

✦重拾健康掌控權

減重可以延緩衰老，甚至於凍齡、逆齡，而它更廣泛的效果是：可以扭轉你的健康狀態。我先拿我自己的例子來說，我在三十歲之後體重開始慢慢增加，等到了三十六歲左右，就一直維持在八十五至九十公斤之間，五十歲時，甚至還一度衝過了九十公斤。而我從三十多歲起，就經常腰痠背痛，常常需要找人按摩，我一直認為那是因為我工作太勞累的關係，而且我需要的按摩手法也越來越重，按摩師傅常常被我的要求搞得滿身大汗。

在我五十歲之後，身體檢查逐漸出現了紅字，膽固醇超過二百毫克／分升、三酸甘油酯也接近二百毫克／分升、血糖也超過一百毫克／分升，尿酸也超標，這樣的數字已超過「代謝症候群」的門檻，可以算是糖尿病前期，另外，超音波檢查還發現我有中度脂肪肝等。這些指標看起來好像都是紙上的紅字，身體並沒有什麼明顯的感覺，所以我一直不以為意，直到有一天，我的膝蓋開始疼痛了，去做核磁共振檢查才發現，半月軟骨已經破裂，而我只不過是稍微做了一點比較高強度的運動，這在我年輕時候根本是稀鬆平常的活動，但那之後卻有將近兩年多時間，我幾乎無法進行跑、跳的動作，甚至於連久站都必須要戴著護膝。

在我成功減重之後，這些症狀自然而然地跟著消失了。沒有了疼痛，我可以跑、跳自如，即使進行高強度的體能訓練，我肌肉與關節的強度也比我記憶中的任何時候都還要更好！（你可能不相信，我現在正在練六塊肌、人魚線……）

✦重拾快樂、自信與自在

二十多年來，我不是沒有嘗試過減重，卻沒有成功。我還曾經用過藥物，在諾美婷還是合法減肥藥的時期，我曾經用了一年的諾美婷，以及一些直銷產品，但因為飲食並沒有認真改善，也誤以為光靠藥物就可以達到目標，結果不是體重減少得非常有限，就是立刻復胖。在這過程當中，當然曾經因為自己的身材走樣，穿衣服都不好看，自然變得有一些沮喪，也非常不愛照相。

我在擔任臺北市衛生局局長和衛生署副署長任內，談了很多健康政策或相關議題，當時，很多人也許礙於我是官員，不便當著我的面表示意見，但私底下一定會有很多問號。我簡單舉個例子，比如說，我去推廣「減重一百噸」的活動，我相信台下一定會有很多人覺得「最該減的是你吧！」；而最糗的一次是，我跟隨馬前總統到中南美洲友邦出訪，馬前總統就曾經拍拍我的肩膀對我說：「在衛生署不能太胖！」我只好很羞愧的跟他說：「我會繼續努力！」

後來，我從事家醫科的臨床工作，看到許多慢性病病人，像是高血壓、糖尿病、高血脂等，依據我們的治療指引，我都會建議他們要做體重控制，但是每一次當我這樣說的時候，病人臉上都會冒出狐疑的表情。我的一位家醫科同事也很胖，他說，他從來不跟病人談減重，因為「不敢開口」！由此你可以看得出來，即便是醫師，如果對於體重控制沒有正確的認識，非但無法維持良好的健康，連勸病人要控制體重、改善病情都失去了說服力。

肥胖醫學的研究，包含心理學及精神醫學的層次，除了想瞭解導致肥胖的心理因素之外，部分也因為肥胖者容易有焦慮、憂鬱情形，甚至於會影響到大腦功能，如記憶力衰退等。減重之後，這些症狀都能獲得改善。此外，減重除了造成體型的改變，對於神經內分泌系統的功能也會重新調節，使人變得比較正向，心情比較愉悅。更有趣的是，肥胖症經常也會影響到性功能，但在體重減輕之後，性功能恢復，家庭幸福也能因此得以增進。

減重班學員在開始執行減重時，我都會要求他們設定一個體重的理想目標，並且要找一張理想目標的照片，有時候我會故意拿一些影星或是健美先生、小姐的照片開玩笑說：「你可以用這個當目標！」但我發現，大部分的學員都會拿自己十年前或二十年前的照片當作目標。而我很驚訝的發現，在減重班三個月課程期間，做得好的學員，其實只要兩個多月，就可以嘗試穿上十年前的衣服，並且把照片上傳，照片裡的樣子真是得意與滿足呢！就像本書前面章節中的案例安哥一樣，穿起了兒子的衣服、褲子與馬靴，驕傲的亮相，這是多麼美好的事情啊！

所以你看，體重減輕不但能讓你重拾健康，也會讓你變得更加快樂、自信，而健康與快樂，不就是我們這一生追求的最高境界嗎？

特別收錄

宋醫師的臨床診察

減重者常犯的十大錯誤

一、只著重體重，卻忽略了影響體重的因素

1. 要減的是脂肪而非肌肉。減重的方法不對，常會造成肌肉的流失。
2. 有人斤斤計較於早、晚的體重，其實人一天的體重變化可以高達二至三公斤。對女性而言，生理期時，更容易造成水分的貯積。如果你很積極運動的話，體重甚至還可能會增加，但增加的是肌肉，這是好事。因此建議有心減重的朋友，不妨買一個體脂計（現在的體脂計已進化到跟體重計般容易操作，價格也相當親民），用以監視體重的變化，還可以看到身體組成（體脂肪）的變化。

二、專挑低脂食品吃或節食

其實低脂食品常常都是經過處理的，會有反效果，因為它並不好吃，常需加入一些糖來增加風味，所以光強調低脂，卻忘了熱量以及糖的危害。而且在處理脂肪的過程中，很多

營養素也會流失，甚至還會有一些脫脂的化學物質殘留，所以**盡量不要選擇所謂的低脂食品**。

另外，有個重要的觀念是，好的油脂可以幫助代謝，降低肥胖造成的發炎，例如深海魚的omega-3油脂，可以幫助身體的代謝，應該多加攝取。

三、過度相信運動可以燃脂

有很多人認為，高強度的運動或者坊間所謂的燃脂運動，可以非常有效的提升代謝率，理論上固然正確，但是很多減重的人，對於運動的效率會有過度期待，以為大吃之後只要跑一個鐘頭就可以消耗掉了，殊不知運動其實並沒有這麼高耗能的效率。

就像有次我跟一群朋友分享減重概念時，提到「最好的運動與飲食時間的搭配，是在運動完畢的一至一．五小時內進食正餐」，當下有位朋友居然回應我說：「太好了，只要運動就可以吃大餐！」那時我就特別提醒他，**正餐不等於大餐**！因為一般人在運動時，大概每小時能夠消耗掉四百大卡，就已經算是非常理想。然而只要吃一個雞腿便當，它的熱量就可能超過八百大卡，如果是去吃一頓酒席般的「大餐」，甚至不需要吃到最後一道，只要前面幾道就可以超過一千五百大卡，所以絕對不要有「錯誤的期待」！

四、沒有吃足夠的蛋白質

很多人減重都會選擇素食，有些人甚至很極端的只吃蔬菜跟水果。但是在減重期間，當我們身體在能量不足時，最先動員的會是蛋白質，此時若未適當補充蛋白質，並保持鍛鍊肌肉的狀態，非常容易造成肌肉的流失。有些人認為麵粉的蛋白質含量比米飯高，理論上是正確的，但實際上麵粉、麵食仍是以澱粉為主的食材，想要靠吃麵食來取得足夠的蛋白質是錯誤的想法。

還有些人會問我，「一天喝一公升豆漿夠不夠？而且是無糖的」。我要說，當然不夠。一公升豆漿大概只能提供三十公克左右的蛋白質，其餘大部分都是水分，而我們人在減重期間所需要的蛋白質量，大概是每公斤一．五至二公克，也就是說，一個八十公斤的人，一天至少需要一百二十至一百六十公克的蛋白質，換算成肉的話，約是五百至六百公克的肉（約等於一台斤），如果換算成豆漿，那麼就等於需要四至五公升，所以想要靠喝豆漿來取得蛋白質是不切實際的。

五、吃太多低糖但卻是高脂的食物

我鼓勵大家吃堅果，因為堅果含有很好的油脂，豐富的礦物質，而且幾乎不含醣類，不會造成血糖的升高，但這類的食物，熱量相當高，所以只能適量的吃。

我的配方是**一餐大約吃六顆的堅果**，但是有些人一旦吃上堅果，就好像被挑起癮頭一樣，一顆接一顆，不小心就吃了一大袋。

六、少量多餐的迷思

有一些減重的人認為，少量多餐比較不容易胖。但是所有的研究報告都顯示，**容易胖的人在少量多餐情況下，很難控制那所謂的「少量」，而且會因為進食的頻率增高，反而容易讓血糖一直維持在很高的狀態。**如前所說，血糖高造成胰島素的分泌上升，很容易形成脂肪堆積。

少量多餐不可行，少量少餐更是完全不必考慮，有一些減重方法搭配的食物量太少，一直讓人處於飢餓狀態，除了我們在前面所說的，飢餓會造成壓力，讓你對能量的吸收更有效率外，還容易造成你在信心不堅定時完全失控，突然暴飲暴食，甚至變得更胖！

七、對於減重有不切實際的盼望

很多人，包括過去的我，在面對體重的時候，都希望有個迅速減重的方法，希望一個月就能達標。如果你的目標只是要減個兩公斤，當然設定一個月是合理的，可是如果你希望減個十或二十公斤甚至更多，就不能設定不合理的目標。

做任何事情都需要時間，減重也是一樣！大體重的人（體重超過一百公斤者）也許初期減重速度會快一點，每個月可以達到四至八公斤，甚至我有一位減重班的學員，在減重初期，三個星期就減了十二公斤，但是對一般人來說，**合理的減重速度，大約是每個月二至四公斤，否則極可能造成身體的傷害。**

八、沒有詳實做好飲食紀錄

減重一定要很詳實的做好飲食記錄。我指導的一些減重者，只提供三餐飲食記錄，卻沒有告訴我他們偶爾吃的點心、別人跟他分享的食物或下午茶，甚至於他自己把「失控的那一餐」直接跳過不記，這樣的記錄方法，常讓我們沒有辦法抓到「魔鬼」！

要知道「魔鬼都藏在細節裡」，如果沒有辦法詳實紀錄所吃的東西，就會不知道自己怎麼會越減越胖。所以我的建議仍然是，三餐正餐一定要吃得均衡、豐富而飽足，**我沒有要你吃撐，但是一定要吃飽**，這個飽可以是九分飽、八分飽、七分飽，每個人對飽的感覺不一樣，但重點是，減肥的人在吃正餐時絕對不能餓肚子、絕對要吃飽，而正餐之外，請盡量避免吃任何食物，除了充分的水以外。

九、喝含糖飲料

很多人不自覺的喜歡喝有味道的飲料或者是果汁，有人認為說，只要選擇微甜或低糖就沒有關係，而且看標示似乎熱量也不是太多。但是這些**含糖飲料即便低糖，其實都有刺激食慾的效果**，會讓你不自覺的想要吃更多東西。

十、習慣吃混和烹調的食物，以致無法精算攝取的食物成分

一般中式的食物組合都是澱粉居多，例如一碗牛肉麵中，有肉、幾根青菜和很多的麵條，但這樣一碗食物裡面，澱粉顯然太多，肉卻不太夠，蔬菜那就更少了（不減肥的人這樣吃，沒人會怪罪你，但這樣的吃法仍然不健康）。

另外，很多人不喜歡吃全食物，大部分人都喜歡吃精製過的食物。看得到一顆一顆米粒的，總是不如磨粉做成的食物受歡迎，例如麵包跟飯兩者，很多人寧可選麵包。或者拿白飯跟五穀米、糙米相比，大家都會選白飯。

但是所有的研究都顯示，吃這些精製食物容易導致肥胖，甚至還有研究指出，吃這類食物對於腸道系統是有危害的，而且會造成全身性的發炎反應，這兩種負面效應都會對身體造成不良影響。

「進」與「出」同等重要！

不管你有沒有減重，都應該要注意「排尿」與「排便」。大多數人每天早起第一件事就是尿尿，睡覺前最後一件事，也常常是尿尿。正常時候，這個比禱告、禮佛更遵守儀軌的生理功能，是不需要我們操心的，我們的自律神經可以完全搞定。

一般人正常狀態時，平均每一至三小時排尿一次，白天約五至六次，夜間約〇至一次。那麼一天的尿量應該是多少？最簡單的算法是每分鐘一ＣＣ，所以正常狀態應該每天排出一千二百至一千五百ＣＣ。正常的尿液顏色則是透明清澈，尿量多的時候呈淺黃色、尿量稍少的時候呈黃褐色，正常尿液的氣味一般也不會令人不舒服。

其實，植物中的維生素與植化素，或是不同的肉品、脂肪等，本身就具有特殊滋味、氣味與顏色，攝入體內後，不管是保持原本的生物化學結構，或是被身體酵素代謝成不同結構，也多少會影響尿液的顏色與氣味。如果你平時的食物內容就很接近「２１１平衡餐盤」的原則，只是比例、份量誤差而致肥胖，那麼你用本書的方法改變飲食，應該不會感到在排尿方面有何差異。反之，如果你平時偏愛垃圾食物，現在你決心改變定調的肥胖人生軌道，那麼小便跟著有些改變，也就不是意外了。

在減重期間，若是遵照「211平衡餐盤」的原則，每餐喝五百CC，餐間小口、小口補充水分，每天總計喝二千CC，你可能會發現尿量、次數增加了，顏色、氣味也跟著改變了，尤其當你體重開始下降時，會更明顯。

這部分原因可能是：

1. 你平時喝的水不夠，現在水分攝取增加，自然排出較多。一段時間以後就會適應了。
2. 有些朋友聽到喝水對減肥的重要，將每餐五百CC、每天二千CC的建議，不自覺地加碼成每餐六百CC、每天三千CC，甚至更多，這樣下來當然會增加尿量與頻率。如果發現連尿液的顏色都變淡了，那你大概就是一次喝太多水了。
3. 如果你覺得尿液顏色變濃、尿量變少，或者剛吃完飯時尿量很多，餐間卻覺得口乾舌苦，尿液也減少，依我的經驗，那可能是你隨餐的水分攝入速度過快，而且為了加強減重，食物中的脂肪量太少。所以，營養學家建議我們細嚼慢嚥、均衡攝取各種食物（包括好的油脂），除了營養學理由之外，也有人體生理作用的依據。
4. 有些朋友抱怨，開始減重後，尿液有異味、起泡泡，顏色也不太一樣。這是因為你的食物內容改變了，尿液的氣味也就可能改變。此外，你的體重開始大幅下降後，肌肉、脂肪的代謝產物，也會隨著尿液排出，導致氣味、顏色改變，這些其實都是正常現象，除非你明顯感覺到有身體異常，如小便疼痛、排尿困難、發燒、腰痛等，那就要找醫生幫忙了。至於尿液中有泡泡，一般而言都是正常的，不需要太過擔心。

減重期間也有些人會抱怨便秘問題。其實排便困擾著許多人，醫學界甚至還有世界性的專科會議，定期討論解決排便問題的診療指引（稱為「羅馬準則」，Rome Criteria）。從目前的研究來看，便秘是否會導致肥胖或影響減重的效果，或者體重過重是否比較容易便秘，並無定論，但是，有許多證據顯示，排便功能會受到食物內容及生活習慣的影響。

如果你在減重過程中發生了便秘怎麼辦？順暢的排便有幾個要素：

一、適時而充足的水分

你可能會說，我每天已經喝二千CC了，還會缺乏水分嗎？如果你喝的水大部分變成尿液、汗水排出，而沒有適當地留在大腸裡，仍然可能造成糞便乾硬。我建議你在三餐的飲水之外，以小口方式持續的補充水分，不然很快就會經由尿液排掉。此外，在運動前、中、後也都要適時地補充水分。

二、組合正確的纖維

你一定也會懷疑，「211平衡餐盤」裡的蔬菜水果與全穀類這麼多，怎麼還會缺乏纖維呢？這當中牽涉到不同纖維效果，以及每個人腸道對纖維的反應。全穀類與蔬果的纖維分為兩類，一類是不可溶性纖維，是形成糞便體積的主要成分；另一類叫做可溶性纖維，又稱為粘性纖維，吸收水分之後會變成凝膠狀。不管哪種纖維人體都無法消化，不會造成熱量負擔，卻能提供飽足感，以及很多的健康效應。一般認為，可溶性纖維具有降低膽固醇及減緩血糖飆高的功效，而要讓排便順暢的最佳組合，則是要均勻的混合可溶性與不可溶性纖維[1]。

每種食物所含的可溶性纖維及不可溶性纖維都不同，一般常見的全穀類及葉菜類食物，含有比較多的不可溶性纖維，**如果你只攝取某幾種葉菜，就可能會發生便秘**。倘若依照我的建議，均衡搭配各式各樣的彩虹蔬果，並且攝取適量全穀類，排便應該非常順暢。

三、健康的腸道蠕動功能

排便當然需要健康的腸道蠕動，這又跟食物組成以及腸道菌叢有密切關係了，甚至可以說是環環相扣。當食物組成越接近「211平衡餐盤」的建議，就越能促進良好的腸道菌生長，也就越能促進腸道的健康；越是違背「２１１平衡餐盤」原則的食物，例如高糖、精製澱粉類的食物，就越會促進壞菌生長，便秘問題也就會越嚴重。

所以如果你覺得攝取食物方面，無法完美達到目標，而有便秘之苦，也許可以嘗試補充一些益生菌。但我還是建議，盡量依照「２１１平衡餐盤」的原則來攝取均衡營養食物，才是長久維持腸道健康的策略。當然，維持腸道健康除了食物組成，還需要加上充足的睡眠、愉悅的心情、規律的生活、良好的壓力調適及適當的運動。

四、最佳的身體活動

近年來的研究，的確發現運動有助於排便的順暢，但是那一種運動對排便效果最好，則尚無定論。所以一般建議，只要運動就有幫忙，如果純粹以我個人的經驗分享，在運動過程中，稍有垂直彈跳或有運動到腹部肌肉的，例如跑步、彈力跳床（trampoline）、騎車等，似乎效果較好。

[1]：Erdogan A, et al.Randomised clinical trial: mixed soluble/insoluble fibre vs. psyllium for chronic constipation. Aliment Pharmacol Ther. 2016;44(1):35-44.

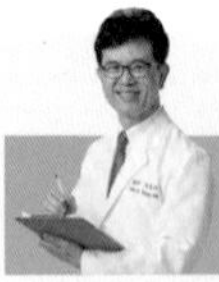

宋醫師的減重筆記

你可以透過食物的選擇，攝取比較多的可溶性纖維（可參見下表），也可以購買一些可溶性纖維的膳食補充品，例如洋車前子粉（psyllium），價格非常低廉，效果極佳，使用量很小，每餐只需補充一小茶匙，泡在飲水或湯裡，就很有效了，買一罐可以用上大半年。

有些朋友使用加州梅乾（prunes）或梅汁，富含可溶及不可溶性纖維，根據文獻回顧，對於便秘的效果似乎更優於洋車前子，但是價格較貴，而且含有較多糖分，吃多了對減重不利。

如果你發生急性嚴重便秘，千萬不要硬擠，這樣可能會傷到肛門，造成痔靜脈叢出血，甚至肛裂（我的慘痛經驗）。你可以嘗試喝 15 至 30 CC 的橄欖油、亞麻仁油，或者苦茶油、沙拉油（醫院裡還可能會用礦物油），來緩解便秘問題，但只建議短期使用，如果仍然不能解決，還是找醫生幫忙吧！

可溶性與不可溶性纖維的食物來源範例

纖維種類	可溶性纖維	不可溶性纖維
主要成分	果膠、植物膠、半纖維素類…等	纖維素、半纖維素、類木質素…等
食物來源範例	木耳、愛玉、仙草、柑橘、燕麥、燕麥麩、大麥、蘋果、柳丁、梨、花椰菜、白花菜、馬鈴薯、胡蘿蔔	糙米、全麥製品、米麩、小麥麩皮、燕麥、裸麥、大麥、堅果類、豆類、黃豆、花椰菜、白花菜、馬鈴薯、胡蘿蔔、香蕉、蘋果、柳丁、梨

資料來源：衛生福利部國民健康署健康久久網站

最新
增訂

| 實踐有感 |
211 飲食法成功減重案例

| 十大 Q&A |
讀者實踐過程中最關心的十大問題解惑

Q 1. 所有人都適合 211 飲食法嗎？有慢性病或孩童、孕婦也可以嗎？
Q 2 每餐都一定要符合 211 原則嗎？是指每餐都吃一樣的東西嗎？
Q 3. 早餐怎麼做到 211 飲食法？
Q 4. 外食族、久坐族、夜班族、素食者，如何實踐 211 飲食法？
Q 5. 吃飯不能配菜？一定要照 211 的進食順序才有效果嗎？
Q 6. 南瓜是蔬菜還是澱粉？實踐 211 飲食常混淆的食材分類有哪些？
Q 7. 實踐 211 飲食法，可以不吃澱粉嗎？
Q 8. 除了遵守 211 飲食法，可以再搭配什麼運動更有效果？
Q 9. 遇到減重停滯期怎麼辦？
Q10. 關於生酮飲食與 211 飲食法的比較？

〔實踐有感1〕

有效又省錢的飲食法

◎ Mandy（61歲，家庭主婦）

體重 54公斤↓46公斤，3個月減8公斤

我只是看了宋晏仁醫師的書——《終生瘦用 211全平衡瘦身法》，按照書中飲食原則吃了三個月，便從五十四公斤減到四十六公斤，共瘦了八公斤（親友都說我太瘦，我只好微調至四十八公斤）！而且，減的都是虎背熊腰的肥肉。後來老公跟我這樣吃，也瘦了十公斤！

我六十一歲，又是甲狀腺功能低下者，這種新陳代謝的病會讓人發胖，所以，我以前是「胖就當宿命，然後認命」。各種減肥法我都試過，如中醫埋線、西醫門診、花十餘萬元吃知名健康食品、買健身會員運動……，結果，只瘦一點、卻餓個半死，最慘的是，還會復胖！

從沒想到，只是看了一本書，認識「211」如此簡單易行，可以吃得健康又不必挨餓的飲食法，輕輕鬆鬆就瘦到理想體重，重點是：不會再復胖了！而更意外的收穫是我原本的胃食道逆流，照「211」這樣吃，竟然一週就好了；我先生原本有中重度脂肪肝，也在減重後變成輕度，只剩下血糖略高，其他都還好，真是令人太驚喜了！

坦白說，宋醫師的「211瘦身餐盤」與一般營養師及專家所建議的吃法大同小異，但厲害的是：

✽餐盤簡化、易記。

✽喝水＋先吃蛋白質，後蔬菜，不會餓！當觀念與吃法改變後，復胖的機會就不大了！真棒！

在減重成功且穩定後，我跟先生特別去書田診所掛宋醫師的門診，只為了親自感謝宋醫師（哈～順便看病），那也是我第一次認識這「年輕少年仔」——宋醫師本人。此外，我還買了二十多本書，送給身邊需要減重的朋友，希望能幫助他們獲得健康、有效又省錢的飲食法（真的超省錢～）！

做善事有許多種，我選擇「散播健康種子」，之後宋醫師演講時，若有需要志工人手，我也會樂於提供協助。

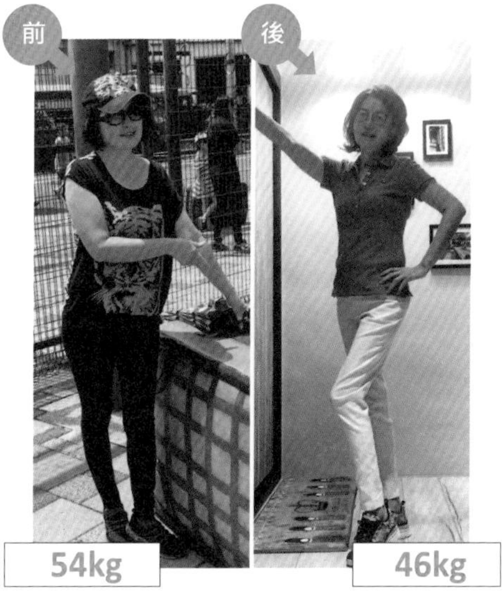

〔實踐有感2〕

吃菜配飯才是瘦身王道

◎李新揚醫師（52歲，佑昇生殖中心院長）

體重 87公斤↓79公斤，4個月減8公斤

２１１全平衡瘦身法改變了我對「主食」的觀念，以前是「吃飯配菜」，但要瘦身就得「吃菜配飯」。我現在也常對一些ＢＭＩ（身體質量指數）較高的不孕症患者推廣「２１１」，通常他們一聽就懂了，認真執行者也都有不錯的效果。

年輕時，我的體型算是瘦的，一百八十一公分身高、配七十三公斤體重，頂多也只到七十八公斤。但隨著年紀增長，體重累積的速度毫不客氣，大概從四十五歲以後，我的體重就一直維持在八十六至八十八公斤，完全「回不去了」！

印象最深刻的是，有次過年，我去百貨公司買褲子，被自己暴增的腰圍嚇到，原本都穿三十四、三十五腰的我，竟得要買三十七點五腰的褲子才穿得下。當時還以為「應該很快會瘦回來」，沒想到被專櫃小姐當場打臉說：「中年男子不可能！」

果然，從那次之後，就一直沒瘦回來過。即使我每週都會打一至二次的網球，仍無法讓我變瘦。

宋醫師是我的老師。有次和一群朋友聚餐，剛好在席間遇到，但因有一段時間沒見了，那時我幾乎認不出他來。宋教授從原本中年男子典型的中廣身材，搖身變成了陽光型男，真是令我太吃驚了！同時也暗自覺得，自己應該也很有機會，所以後來我便開始依照老師的「２１１餐盤」，嘗試控制飲食。

以往我吃飯，多半是吃排骨或雞腿便當，然後配可樂，現在同樣也都是吃醫院的便當，但我會另外請太太幫我準備一盒蔬菜（生菜和一些水果），增加菜類，如果太太沒時間準備，我就會去超商買一盒生菜沙拉搭配，也相當方便。

此外，我會依照宋醫師的建議，先吃肉、再吃菜，最後吃飯，以前沒照這個順序吃的時候，經常整個便當的飯全都吃完還覺得餓，現在大概只吃一半就很飽了。

用蔬菜填滿肚子，會有飽足感，且肉和澱粉也都能吃，營養均衡，還能吃得飽！

有時若遇到需要聚餐和應酬時，我甚至會在去之前，先吃一些蔬菜或少糖的水果，填點肚子以後再赴會。

餐席上也是先吃菜，肉類則以瘦肉為主。真的吃飽時，不會勉強繼續硬吃，打包回家跟家人分享，不浪費食物、也不「虧待」自己的身體。

我從開始執行２１１全平衡瘦身法，第一個月體重馬上就少了兩公斤，之後短短四個月就達標，不僅體重重回年輕時的七十八或七十九公斤，精神也變得相當好。

以前經常到了下午就會很想睡覺（許多病人還以為我是工作太累了），現在一整天看門診、巡房，沒午休也能撐到晚上，而且行動也變得輕盈許多，再也不像以前經常膝蓋痠痛。

所以我現在穿褲子，已經能跟太太炫耀：「妳看，腰圍還能塞下好幾個拳頭呢！」

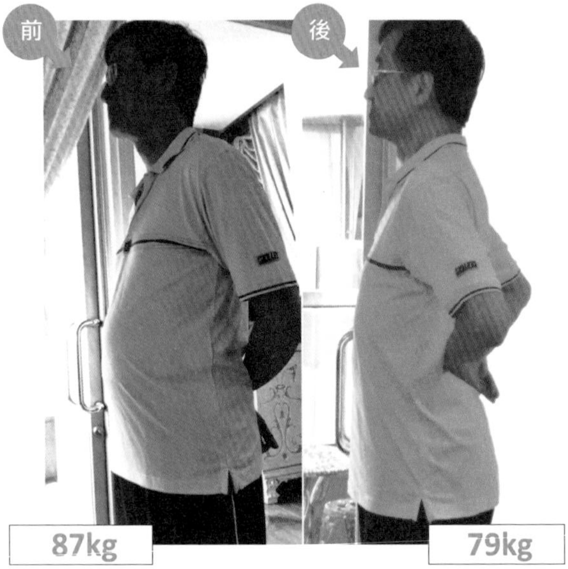

〔實踐有感3〕

因為原則簡單，所以方便實行

◎宋先生（47歲，科技業上班）

體重 71公斤↓60公斤

18個月減近12公斤

我樂於分享讀書心得與個人實踐結果，因為這不須花錢吃藥，不會違反人性欲望，只要依照211原則，控制熱量並均衡營養，健康減重真的不再是個難以成就的夢想！

不知從幾歲以後，非常怕看到體檢報告上的怵目驚心紅字，它彷彿是提醒我該要減重，又像是嘲笑我對體重逐年上升的束手無策。一直到偶然的機緣，得知宋醫師這本減重的大作並且是他身體力行的成果，才開啟了我成功減重的契機。

其實一開始我只是把這本書視為眾多減重祕方之一，尤其是還要自己控制攝取飲食的營養成分比重，對於像我這樣三餐在外的上班族覺得根本不可行。

但有一次我專心閱讀這本書，才知道宋醫師很接地氣的鼓勵外食族，可以自助餐代替便當，心想若真的如書中所說，只要控制好蔬菜蛋白質和醣類的比重和食用順序，何不試試看？因此儘管工作繁忙，無法自己烹調帶便當的我，便開始以公司內或是公司附近的自助餐廳，執行我的減重計畫。

真的就是這麼簡單，我沒去上減重課，也沒門診，就只是很單純地按照書上所寫的原則選擇飲食。

一個月過去後，減少約一點五至二公斤，五個月就減了九公斤，一直執行至今也一年半了，大約減了十二公斤左右，腰圍也少了四吋，ＢＭＩ更是終於回到正常範圍。過去體檢表上常見的紅字，例如三酸甘油脂或是膽固醇更是全面翻黑。

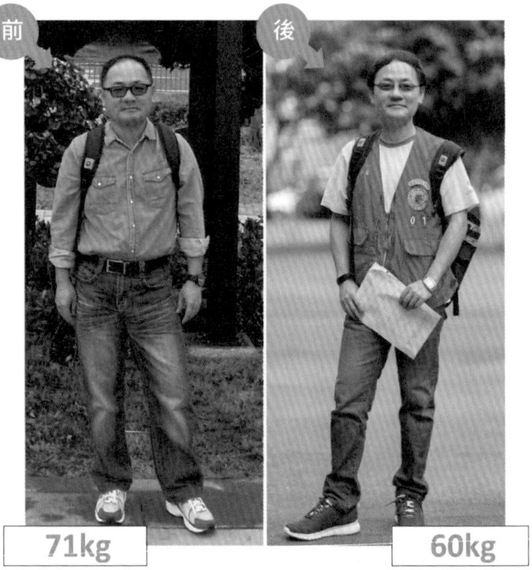

一年以上未見的朋友，見面第一句話就是：「你怎麼變年輕五歲了！」公司同事更是訝異，因為我也是和同事一樣，就是吃公司餐廳提供的自助餐或外面的自助餐，為何我可以沒節食、沒挨餓，不知不覺中就減重這麼多，而且還更健康呢！

宋醫師的健康餐盤儘管背後有複雜的生化醫學理論，但是施行的原則卻是簡單平凡到近乎老生常談。然而簡單的事物中往往蘊含著強大的力量，因為原則簡單，所以方便實行。

〔實踐有感4〕

讓我更珍惜健康，學會擇食

◎Alice（44歲，上班族）

體重 80公斤↓66公斤，8個月減14公斤

以前我總是把工作放第一，現在發現，為了工作犧牲健康其實是很糟糕的！

感謝《211全平衡瘦身法》幫助我用健康的方式成功減重！！

從小到大，我都有體重控制的問題，一般提倡的「少吃多運動」，其實知易行難，出社會工作後，更因常需要在海外跑業務，壓力大時，也總用美食犒賞自己，體重數字更是居高不下！

前年一度在檢查中發現，血壓有偏高的問題，令我警覺到自己的體重需要「被控制」，所以當得知《211全平衡瘦身法》一書出版，我便在書局購買並且開始執行，想要藉由減重一併改善身體狀態，希望能夠回復健康，畢竟我還這麼年輕……。

減重之前，我的體重逼近八十公斤，已經算是人生中的巔峰；開始實行211後，改

變了過去錯誤的飲食方式，再加上每天固定走路四十分鐘，短短八個月期間，我的體重竟大幅降至六十六公斤，總共瘦了十四公斤！而且整個執行過程並不是太困難，只要能夠掌握住書裡所説的一些原則便能夠達成。「２１１」這個調控體重的「工具」，可以説是相當好用！

實行「２１１」對我人生最大的改變就是——懂得把自己的健康當作最重要的事，然後學會了「擇食」。以前總是工作優先，生活方式就是配合工作，一點也不在意自己吃得是否健康，也懶得運動；而２１１平衡飲食所帶來的一連串好處則是：讓我找到一個可以兼顧健康的飲食習慣、搭配簡易的運動與生活規律，又可以同時把工作做好，所以，我的生活因「２１１」獲得了平衡，也讓我知道：工作成就與維持健康兩者其實並不衝突。

以往我總是按照自己的偏好，或是在工作壓力大時，吃進過量且不健康的食物，忙碌的生活也讓我經常忘了補充足夠的水分。執行２１１後，我會注意在餐前及餐中喝水，每天三餐的飲食時間與進食量也做好控制、不過量，加上為了確保這樣的飲食原則，增加自己準備餐食或便當的動力，選擇好的食材，吃起來也很安心，如果真的忙碌，就利用自助餐來做搭配。

偶爾需要赴海外出差或參加社交活動，餐廳提供的餐食較無法完全按照２１１的分量比例時，我會提醒自己要在之後幾天，趕緊回到「２１１」的飲食原則，只要能在短時間內快速回到正軌，就不至於會太「失控」。直到現在，我都還能以此方法順利維持住體重，不會再出現大幅度震盪。

「２１１全平衡瘦身法」無須計算食物熱量，只要掌握進食的份量、比例及順序，抓住大原則與方向，相對來說是容易執行的，而且能吃的食物品類其實也非常的多，不會過於單調，不像一般在吃所謂的「減肥餐」那樣可憐，對於減重的人來說，２１１全平衡瘦身法不會感覺太辛苦，而所提倡的運動也並非高強度運動，相對來說是較容易執行的。

我認為好的體重管理方式要簡單，且最重要是能夠長期執行，養成一種健康的生活模式。我覺得「２１１全平衡瘦身法」完全符合，所以我現在也還在繼續努力，希望能慢慢達到更理想的目標體重（希望能再減十二公斤～），也常向周圍朋友推薦「２１１」，希望大家都能跟我一樣受惠。

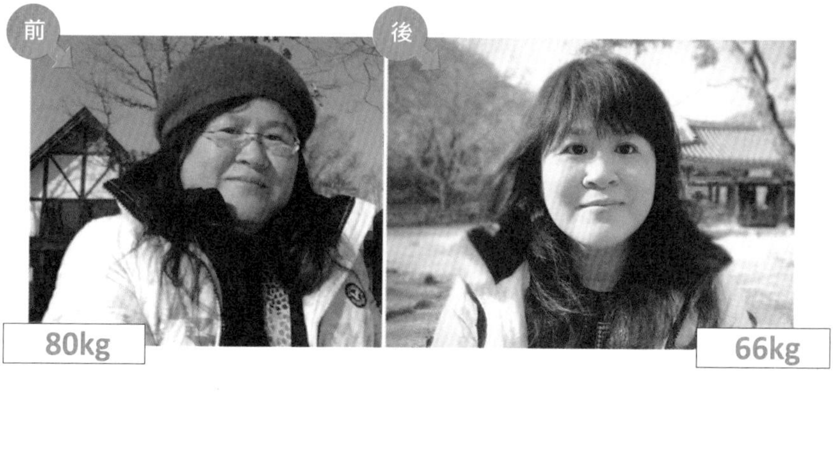

Q&A 讀者實踐過程中最關心的十大問題解惑

Q1 所有人都適合２１１飲食法嗎？有慢性病或孩童、孕婦也可以嗎？

為了健康的理由，**任何人都可以採用２１１飲食法，尤其是有糖尿病、高血壓、高血脂、高尿酸等慢性病的病人，或者是懷孕、哺乳的女性，以及青少年，甚至兒童、老年人，都應該採用２１１飲食法。**

因為２１１飲食法乃是源自於哈佛大學公共衛生學院歷經數十年的研究而提出的健康飲食餐盤（Harvard Healthy Eating Plate），本來就是一個「均衡」的飲食原則。

所有的營養師都會建議要均衡飲食，但是我根據自己在臨床上與病人互動的經驗，把哈佛餐盤的蔬菜水果的比例略作調整，讓採用２１１餐盤的人，更不容易吃錯食物。

根據最新的跨國大型前瞻性世代研究結果，這樣的飲食配比，符合營養學對於六大營養素的建議，包括蛋白脂、脂肪、碳水化合物等三大巨量營養素的最佳比例，可以達到最低的疾病總死亡率與最低的心血管疾病發生率[1]，也兼顧維生素、礦物質等微量營養以及纖維素的攝取。

[1]：Lancet. 2017 Nov 4;390(10107):2050-2062. Associations of fats and carbohydrate intake with cardiovascular disease and mortality in 18 countries from five continents (PURE): a prospective cohort study.《刺絡針》2017 年 11 月號：脂肪與醣類之攝取與心血管疾病及死亡率之關係，五大洲 18 國之前瞻性世代研究。

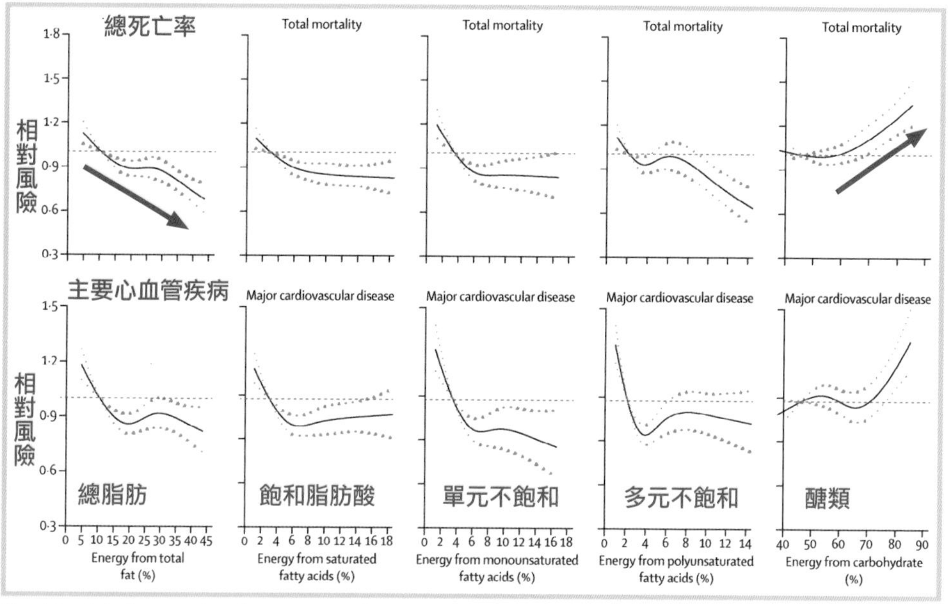

Figure 1: **Association between estimated percentage energy from nutrients and total mortality and major cardiovascular disease (n=135 335)**

這個大型研究稱為 PURE，結果顯示吃低脂、高醣飲食的人，總死亡率與主要心血管疾病（心肌梗塞、腦中風等）都比較高。所以 211 飲食法強調適當的脂肪與醣類攝取，不必一味的去吃燙青菜或完全去除脂肪的瘦肉，當然也不可以吃太多的澱粉類碳水化合物，而是要吃足量帶有天然油脂的優質肉類與各色的蔬菜，限制澱粉類食物為帶有豐富纖維的五穀根莖類，避免吃精製的麵粉製品及精白米。

臨床實證發現這樣的飲食法，可以有效改善血糖、血壓、血脂肪、尿酸，因此對於各種代謝性的慢性病，非常適合。

我有許多病人因為採用２１１飲食法，而減少了糖尿病、高血壓、高血脂、痛風等疾病的用藥。有些較年輕、初次診斷為糖尿病的患者，甚至只用２１１飲食法，就把血糖控制在非常理想的範圍，完全不必用藥。

至於血壓、血脂、尿酸、脂肪肝等疾病，２１１飲食法的控制效果，更為明顯。很多人（包括我本人）的脂肪肝，在半年之內就從中重度變成輕度，一年左右可望回復到正常的肝臟。

更具現代營養基因體學意義的是，２１１飲食法主張的各色蔬菜，能提供各種具有抗氧化力、抗發炎性的植物化學素，可以更加促進健康。對於身體有慢性發炎性疾病，例如有甲狀腺、自體免疫疾病的人，雖然沒有特定的研究證據，但是２１１飲食法的均衡營養素，也會提供相當多的益處。

孕婦、哺乳的女性常常發生的疑慮是，２１１飲食法會不會營養不足？其實，孕婦、哺乳的女性更是需要均衡的營養素，２１１飲食法不但營養充足，更不會造成孕期或產後肥胖。

至於**青少年、兒童**，也強烈建議採用２１１飲食法，除了可以支持身體發展所需，從小養成健康正確的飲食習慣，對於未來的人生，絕對是有益的。

老人家的飲食特別需要注意營養素的均衡。常常看到老人家吃一罐罐的補品，我真心覺得把那些錢拿來買２１１飲食法的優良食材，對身體更有益處。當然，長輩們的牙口可能不如年輕人，烹煮可能需要久一些，讓食物軟嫩一些，比較容易吞嚥及消化，但是２１１飲食法的均衡原則，一定比吞服一些昂貴、沒有實證、而且來路不明的補品來得好。

大部分的人採用２１１飲食法，大概身形、身體的感覺都會有所變化，但是並不是每一個人都可以達到樣的效果。我必須說，**２１１是一個健康、有效而且安全的瘦身法，但是肥胖醫學多年來的研究發現，並沒有一個適用於所有人的減肥法**。２１１瘦身法也一樣。

有些人採用之後效果很好，一個月可以瘦4至6公斤，有些人可能就只能瘦１至２公斤。但我有把握，採用２１１餐盤，若配合２１１瘦身法的運動，是可以達到增加增肌減脂效果的。研究證實，肌肉是防止衰老最重要的結構，２１１的適量蛋白質攝取，可以提供肌肉生長所需，真心推薦給所有的人。

Q2 每餐都一定要符合211原則嗎？是指每餐都吃一樣的東西嗎？

是的，每餐都請「儘量」做到211。根據我自己和輔導病人的經驗，越堅持、越接近211的原則，效果越好。每餐都做到211，最不容易出錯。

我從來不主張每餐都吃一樣的東西（那多無聊啊）。飲食是為了健康與快樂，當然要變換菜色。211只是原則，可供選擇的菜色可多了，蔬菜種類很多樣，每個人都可依照個人喜好，挑選不同顏色、種類的蔬菜。

我的原則是：

各種蔬菜輪流攝取，每次2至3樣（種類多多益善，但也需看時節及準備的繁複程度而取捨），「大約」占該餐的二分之一。

蛋白質類的食物，選擇優質帶有油脂的肉類（太瘦的肉不好吃，又缺乏好的油脂）**或肥美的魚類，如掌心大小的份量即可**，素食者可選擇雞蛋或豆腐或天貝或奶類。

澱粉類儘量選擇帶有豐富纖維的五穀類、根莖類，儘量避開麵粉製品或精白米。

我很喜歡吃蔬菜，尤其了解211的祕密之後。一方面是愛上了不同蔬菜的口感與風味，另一方面是經過文獻研讀，得知蔬菜是豐富、神奇的營養資源。

蔬菜種類很多，相信你一定可以挑到喜歡的，例如：

- **小葉菜類**：菠菜、青江菜、空心菜、甘藍菜、小白菜、芹菜、蘿蔓心、豆苗、地瓜葉等。
- **花菜類**：花椰菜、白花菜、金針花、韭菜花等。
- **瓜果菜類**：小黃瓜、大黃瓜、瓠瓜、絲瓜、冬瓜等瓜類，或茄子、青椒、甜椒等。
- **直根菜類**：蘿蔔、胡蘿蔔等。
- **地上莖菜類**：蘆筍、茭白、竹筍、大蔥、洋蔥、大蒜、韭蔥等。
- **莢豆類**：豌豆莢、扁豆、長豆、四季豆等。
- **菇蕈類**：木耳、洋菇、蘑菇、香菇、金針菇、杏鮑菇等。
- **芽菜類**：綠豆芽、黃豆芽。
- **海菜類**：海帶、海藻等。
- **野菜類**：紅鳳菜、川七、石蓮等。

真的是琳瑯滿目，儘量各個種類平均挑選，輪流著吃。

只是要特別提醒，**塊根類（如地瓜、豆薯、山藥）**或者**地下莖類（芋頭、馬鈴薯、蓮藕、荸薺）**都要算是澱粉，即所謂五穀根莖類，**不可歸在蔬菜類**。

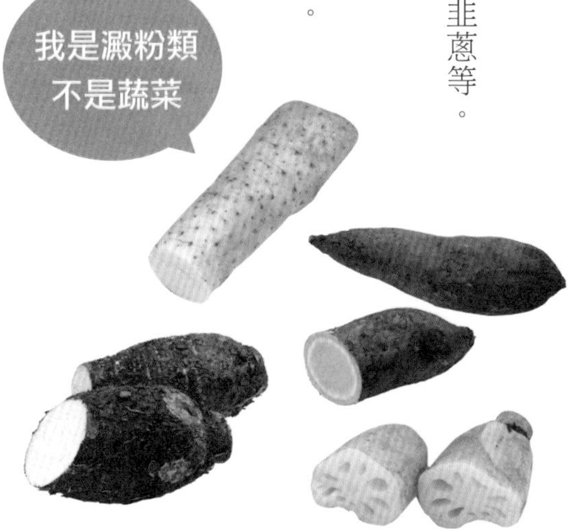

辛香類植物如香菜、九層塔因為味道比較重，**一般不會拿來當做蔬菜吃**。

或許你會擔心如果出外應酬吃多了怎麼辦？別擔心，下一餐立刻「211回來」就好了。另外一個訣竅就是，如果預知今天晚上有應酬，那麼中午就忍一下，跳過不吃，這樣就可以減輕晚餐應酬的傷害。對於經常要應酬的讀者朋友，可以試一試這樣做喔。

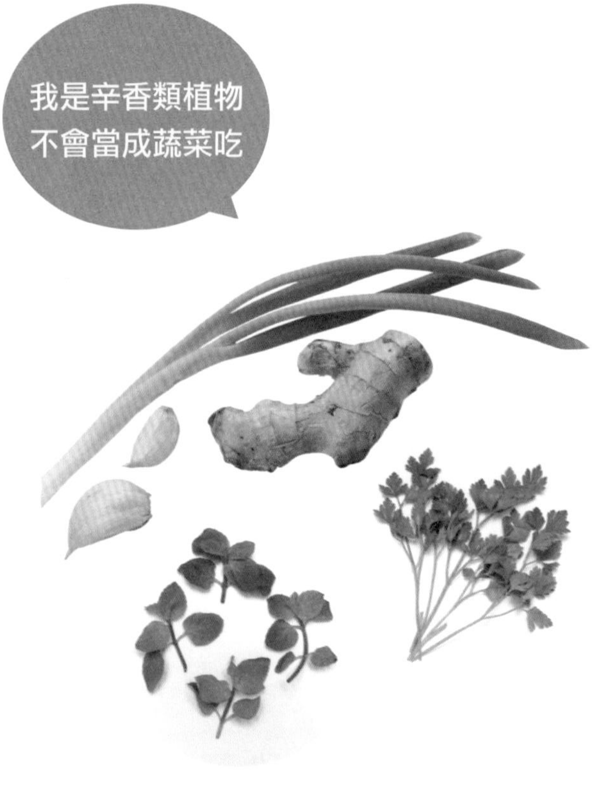

Q3 早餐怎麼做到211飲食法？

早餐的確是很多人的煩惱，上班族、學生要趕時間，如何準備211呢？我有一個**「懶人版」211早餐食譜**，可以跟大家分享：

自備一**根小黃瓜、一顆大番茄**，洗乾淨就可以生吃：若上班上學來不及，也可以帶在身上，然後到便利店買**兩顆茶葉蛋、一個適當大小的烤地瓜**，這樣就是211早餐。

小黃瓜吃膩了，也可換成大黃瓜、醃白蘿蔔（醬油、麻油提味即可，不可放糖）、醃大頭菜、菜心、滷海帶、滷杏鮑菇（也可以用烤的，蒸的冰過更好吃）。

蛋白質類也可以前一晚先做好乾煎豬排、雞排、魚排，早上微波一分鐘，就很好吃。至於牛排嘛……嗯，早餐吃牛排畢竟不是太常發生的事，我個人不常做啦。

澱粉類除了買市售的烤地瓜，也可以買新鮮的馬鈴薯（尤其是進口的紐西蘭小馬鈴薯），前一晚用電鍋蒸好，冰在冰箱裡，早上拿出來吃，別有一番風味哦。五穀飯也可以先煮好一大鍋，每五十或一百公克分裝好，用保鮮膜包起來，冰凍起來，早上打開微波兩分鐘，就可以吃了。

Q4 外食族、久坐族、夜班族、素食者午餐如何實踐211飲食法？

一、外食族

外食族的午餐其實也不難做到211，在上班地點附近一定可以挑到一家像樣的自助餐店，裡面選項可多了。首先，我建議把自助餐的餐盤作如下的分配：

在前面案例介紹的部分，有一位工程師的實踐分享（參見第221頁），他就是在公司附近的自助餐廳，照著211的原則去選擇食物，五個月過去，減少了九公斤（原來我們不互相認識，但是後來有一個機緣，我們結識了，那時他已經減了十多公斤）。

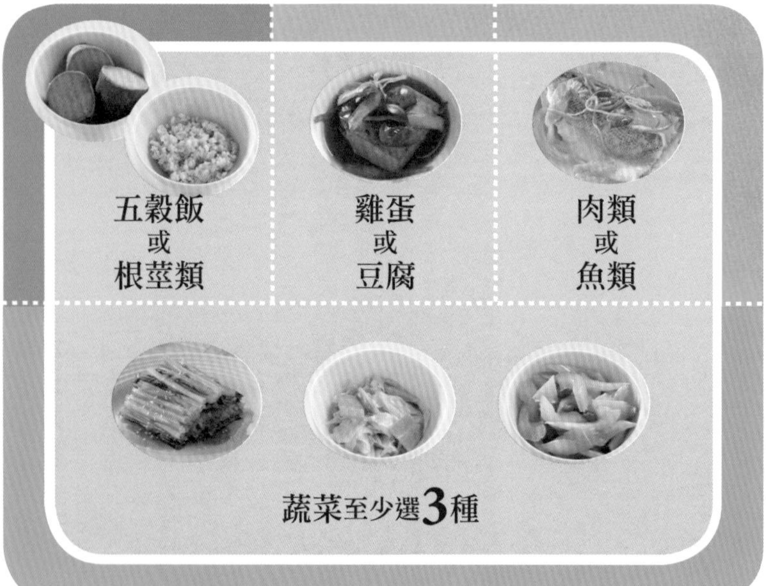
五穀飯
或
根莖類
雞蛋
或
豆腐
肉類
或
魚類
蔬菜至少選3種

原先我們習慣擺飯的那一格（下半部），擺上蔬菜，至少挑三種不同類別。

上半部一般有三小格，一格擺上肉類或魚類，一格擺上雞蛋或豆腐。剩下最後一小格，擺上約四分之一碗到半碗的五穀飯或根莖類。

當然外食族如果午餐都叫便當來吃，那就一定要做到**飯前喝五百cc開水**。

拿到便當的時候，先把飯量估算好。一般的便當大約會給一碗半的飯，所以先把三分之二的飯分出來，不要去吃它。然後開始吃便當裡的肉，接著再把菜吃完，太鹹的話，可以喝一些水、配一點點飯，最後才吃那預先算好的三分之一的飯。若是覺得不夠飽，可在上午上班前，就近在超商或有賣滷味的商家先買顆茶葉蛋或一大片豆腐干或滷蛋，屆時可補充營養又有飽足感。

外食族挑選食物請記住２１１的營養大原則：

務必要限制澱粉類的品質與份量

選含天然高纖的，例如五穀飯、芋頭、南瓜、馬鈴薯、地瓜；不要選那種外加纖維的，例如蕎麥麵、高纖麵包、五穀饅頭。份量就限制約四分之一至二分之一碗。

保障蛋白質的品質與份量

不要選太瘦，要選含有天然油脂的，例如雞腿、蒜泥白肉、牛腩、牛腱蹄膀、焢肉、鮭魚、鯖魚。淨份量約一個手掌心大小。吳郭魚其實也不錯，但去掉魚骨魚頭，對我個人來說，分量略顯不足。你可以自行斟酌，增加其他選擇。

當然也可以挑選蝦、花枝等海鮮，但是這些海鮮的天然脂肪量略少。

慷慨地選擇蔬菜的種類與份量

每一餐都有三種以上不同的蔬菜。外食的便當菜，常常都混合著炒一些蔬菜，份量不太夠，使用來炒菜的油品又不佳，不得已情況可以把湯汁瀝掉，將就著吃。如果情況許可，請多點一份不加醬料的燙青菜或一盒便利店的生菜沙拉。目測蔬菜的總份量，約等於蛋白質加上澱粉類就可以了。

捨棄水果、甜點、附贈的甜飲

例如那種廉價又甜死人的酵母乳，送給別人吧！或者直接還給店家。

二、久坐族

久坐族當然可以採用211飲食法，但是久坐族最大的健康問題在於「久坐」，或許不完全是食物的問題。

肥胖醫學近年來有一句諺語：「久坐是新的菸害」（Sitting is new smoking），或「久坐是新的氣泡飲料」（Sitting is new soda），意思是說久坐對健康與體重的危害就跟香菸、糖飲一樣。

所以久坐族除了211餐盤外，建議也採用211瘦身法的運動方式，不需要劇烈，只要記得不可以「久坐」，設定一個提醒的機制，例如電腦螢幕保護程式、手機設定、運動手環等穿戴式裝置，提醒自己要起身活動。

但是久坐族的壞習慣（包括我自己）就是，會不經意地把提醒關掉，不予理會，那……就萬劫不復了，哈哈！我分享我自己的作法：

＊強迫自己起身走動一下，去洗手間上個廁所、到茶水間喝一杯水。

＊若走不開，至少在位子上把手舉高、腰桿兒挺直、雙腳用力向地板頂住，全身向上拉張二至五下，每次拉張維持五秒鐘。然後兩手放到背後相握，向後伸直，並用力把腰部、胸部向前挺，伸展個二至五次，每次伸展維持五秒鐘。

＊如果正在看診，我一定把握幫病人聽診、扣診、觸診的機會，「起身」走到病人背後，聽聽背部的呼吸聲、做個扣診。

＊如果時間許可，我甚至就離開座位，到我診所大樓的樓梯間，從地下三樓爬到十二樓，再施展我的「輕功」，「無聲緩步地」從頂樓走回我的座位。

你可以試試看，下樓梯要做到每一步都沒有聲音，需要很強的肌肉力量的，也是非常好的肌力訓練，而且不會傷害膝蓋。相對於很多人下樓梯的腳步聲碰碰碰碰地，那就會傷膝蓋了。我這樣一天爬個一、兩趟，累積起來的運動量也很夠了。

✽如果正在開會、聽課，我會偷偷的把腿伸一伸，臀部用力夾個十至二十下，雙肩前後高低聳一聳、轉一轉十至二十下，脖子前後左右輕輕慢慢地轉個五至十圈（脖子轉太快會受傷，而且別人可能會誤會你起乩或發羊癲瘋），甚至如果會議廳燈光很暗，我會偷偷地把屁股抬離椅子，做個深蹲。

其實只要想通了，打破久坐的惡性循環，是有很多撇步的。

三、夜班族

夜班族的確比較辛苦，因為生活作息跟大家不一樣，所謂的早中晚三餐很難定義，因此我對夜班族的建議很簡單：不管哪一餐，都堅守211原則來選擇食物。

如果一定要吃三餐的朋友，那就稱為第1、2、3餐；如果不一定要吃三餐的，我建議您只吃兩餐（任何兩餐都可以），一樣都以吃飽為原則，用餐時間之外，除了水分，都不要再進食或吃零嘴、點心、飲料、水果。

接下來的問題比較大了：何時進餐？我用下表來建議：

四、素食者

素食者的飲食，最常犯的錯誤就是**太多的澱粉類**。

第二個潛在的問題就是，因為食材的油脂不足，所以常常會添**加大量的植物油**。

第三個問題在於，即使是蛋奶素，甚至白肉素（只吃魚肉、雞胸肉的），都會限制了**蛋白質的營養素**，尤其是B_{12}。

上班型態	小夜班 4 PM ～午夜	大夜班 午夜～ 8 AM	跨夜班 10 PM ～ 3 AM
第 1 餐	11AM ～ 1PM	7:30PM ～ 10:30PM	中午～ 2PM
第 2 餐	3:30PM ～ 6:30PM	4AM ～ 6AM 若值班不能進食，就移到第 3 餐	6PM ～ 8PM
第 3 餐	午夜～ 1PM 儘量不吃，或少量	8AM ～ 9AM 儘量不吃，或少量	11PM ～午夜 儘量不吃，或少量
睡眠	2AM ～ 10AM	10AM ～ 6PM	3AM ～ 11AM
活動／運動	10AM ～ 4PM	6PM ～ 10PM	11AM ～ 8PM

我的建議如下：

嚴格限制澱粉類，絕對不可超過一碗

吃全素的人儘量吃五穀類，可提供纖維、微量元素及部分蛋白質。其實穀類的蛋白質頗容易引起過敏反應，但是素食者的蛋白食來源較少，只好從穀類來補充。

蛋白質類的食物要掌握恰當

吃全素的人要挑選足量的大豆、黑豆「製品」，例如新鮮的豆腐皮、豆腐、豆腐干，但儘量不要挑選加工過度的，例如素雞、素鴨、素鵝等。

注意豆類食物並非全部都是蛋白質，例如綠豆、紅豆、花豆、蠶豆、皇帝豆，都是澱粉。

另外，麵筋做成的食品（例如麵筋、烤麩）也儘量避免，因為有很多人其實對於麥膠蛋白是敏感的，會造成腸胃道黏膜的傷害，導致俗稱的「腸漏症」，因此腸道內的致病原會透過破損的黏膜，進入身體，誘發很多非特異的症狀，例如長期的頭痛、關節痛、倦怠、皮疹、搔癢、落髮、腸胃不適等症狀。

蔬菜對素食者不是個問題，問題在於烹調方式

尤其是油品的選擇。植物油的健康效應近年來有很多爭議，就我個人閱讀文獻的心得而言，我會儘量選擇初榨、冷壓、未經過脫色、脫臭等精煉程序的油品，例如初榨冷壓橄欖油、苦茶油、麻油等。

對於一般外食商家可能採用的種籽油或調和油，包括大豆（沙拉）油、葵花油、芥花油、棉籽油、紅花籽油、玉米油等，我會儘量避免。

我的理由很簡單，這些所謂「植物油」是二十世紀食品工業的產物，在人類的演化歷史上，從來沒有出現過。過去這六、七十年來，由於對飽和脂肪（包括椰子油、棕櫚油等天然植物性的飽和脂肪）與心臟血管疾病關聯性的過度解讀，在「低脂」的飲食風潮中，這些萃取提煉的植物油大舉進入人類的食物鏈，結果如何呢？心臟血管疾病不減反增。

所以，依據我個人的理解，**我建議儘量採用古法製造的油品，例如用耐高溫的苦茶油來煎炒，不耐高溫的初榨冷壓橄欖油來做涼拌、水炒。**

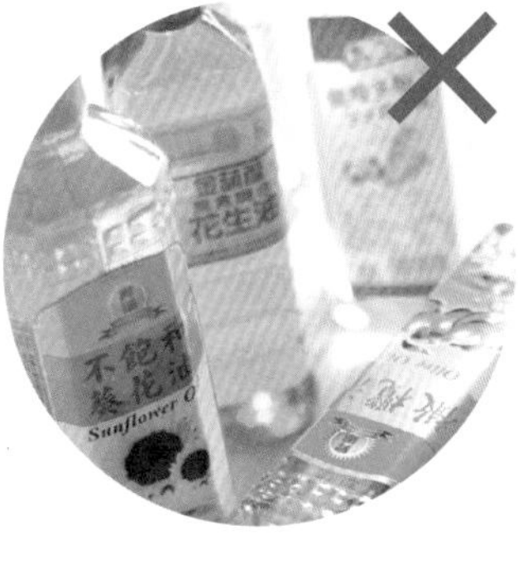

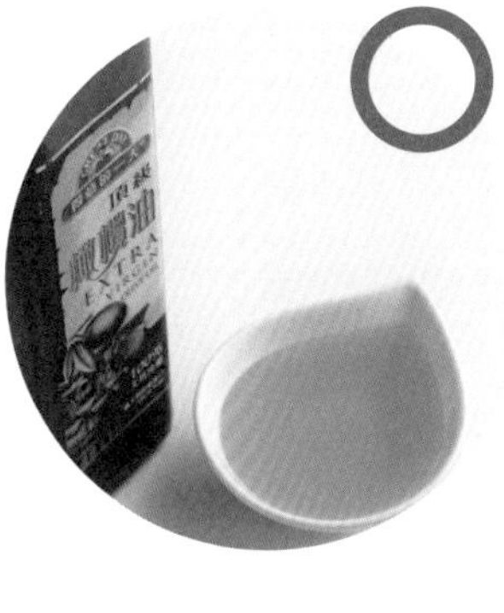

Q5 吃飯不能配菜？一定要照２１１的進食順序才有效果嗎？

我主張「水↓肉↓菜↓飯↓果」的順序是有科學證據的，完整的論述請參考第62〜69頁。

我建議把飯放在最後吃，並不是一定要你只吃白飯，你當然可以吃肉的時候留一口，吃菜的時候也留一口，這樣到了吃飯的時候就不會只剩白飯啦，２１１餐盤的飯量不應該太多，留一口肉、一口菜應該夠配了吧。

還有人問我：「２１１的『飯前』喝水，到底是飯前多久？」

我再說精確一點是：**「飯擺在面前」的時候**。

研究顯示，飯前喝五百毫升的開水，可以增加代謝率，但是喝五百毫升的生理食鹽水，卻沒有這個效果。所以，我建議就是喝開水。

有些人問：「咖啡、奶茶、可樂……可以嗎？」**答案是不行。就喝開水吧！**

也有人問我：「喝湯可以嗎？」**答案還是不行**。

湯很好喝，但是對減重計畫真的是個可怕的破壞力，理由很簡單：熬湯成分很複雜，如果是自己煮的青菜番茄豆腐湯，當然OK！但是，我猜想你問的不是這個吧？

Q6 南瓜是蔬菜還是澱粉？實踐２１１飲食常混淆的食材分類有哪些？

２１１飲食法有以五大原則：

- 限制澱粉的攝取
- 保障足量的蛋白質
- 選擇富含天然油脂的食物或選用優良的天然油脂烹調或拌佐
- 充足多樣的新鮮蔬菜
- 避免任何過度人工再製的食品

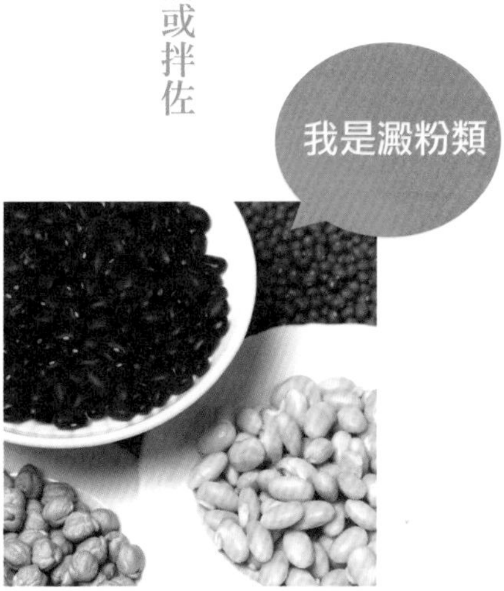

有些植物類的澱粉食材容易被混淆為蔬菜，例如前述的**綠豆**、**紅豆**、**花豆**、**蠶豆**、**皇帝豆**，**都是澱粉**。根莖類食物**多富含澱粉**，例如**地瓜**、**芋頭**、**馬鈴薯**、**蓮藕**。其他如**玉米**、**菱角**、**栗子**、**荸薺**、**南瓜**、**山藥**、**百合**，也都是**澱粉含量高**的食物。

有些非綠色的植物性食物，也可算是蔬菜一族，可以酌量攝取，例如**菇蕈類**、**海草類**（**海帶**、**海帶芽**、**紫菜**）、**芽菜類**。

現在網路資訊發達，建議可以自行上網多研究。如果不確定，不吃就是了。

Q7 實踐２１１飲食法、可以不吃澱粉嗎？

這個答案有些複雜：

如果你沒有任何代謝疾病，那麼你可以完全不吃澱粉，五穀類的這一格就可以換成蔬菜與蛋白質各半。

如果你有糖尿病，就請你還是按照２１１餐盤的建議。

如果你有糖尿病以外的代謝症，例如高血壓、痛風、高血脂等，我也建議你先按照２１１的餐盤配搭，再嘗試慢慢調減澱粉的份量，以週為進度，每週減四分之一，約一個月的時間調減到完全沒有澱粉。如果調減後感覺不舒服，請保持澱粉的份量。

２１１餐盤的右上角建議的是五穀根莖類，主要是指富含纖維的優質澱粉。人類與其他演化上的近親——猿類有一個很大的不同點，就是人類有較多的澱粉酶基因，可以消化較多的澱粉，不像猴子、猩猩必須依賴簡單的醣類（simple sugars，如水果所含的醣類）維生。

等到人類發展出農業，懂得種植澱粉類植物後，更可以帶著這個技術，遠離非洲，遷徙到各個不同的地方，建立各種文明，而猴子、猩猩只能居住在熱帶、亞熱帶等天然水果豐富的地方。

歷史上所有成功的文明，都有攝取澱粉的紀錄。**澱粉類植物是優質的熱量與微量營養**

素以及纖維素的來源，澱粉本身可以快速地被澱粉酶分解為葡萄糖，是一個純淨有效率的能源，能夠快速補充身體的肝醣儲備。

因此現代的專業運動員、古代的戰士、甚至羅馬的神鬼戰士（gladiator）在比賽或上戰場前，會攝取足量的澱粉，補滿肝臟與肌肉內的肝醣。《三字經》裡面也說，「稻粱菽、麥黍稷，此六穀，人所食」。所以，從演化與文明發展的角度來看，我認為人類的食物中，本來就應該包含澱粉。

另外，澱粉被分解為葡萄糖後，會刺激大腦的「依核」（nucleusaccumbens，大陸譯名：伏隔核），是多巴胺系統中的中腦邊緣系統。多巴胺是正向的情緒物質，人要快樂，大腦中一定要有多巴胺，而澱粉／葡萄糖會刺激多巴胺的分泌，讓人有愉悅感。所以，從精神生理學的角度來看，吃澱粉、甜食本來就是會讓人快樂的，因此，我主張食物中要包含澱粉。

但是，問題來了：想減肥的人該不該吃澱粉？該吃多少澱粉？可不可以完全不吃澱粉？

首先，肥胖的人，過去可能攝入太大量的澱粉，以至於補充了肝臟與肌肉的肝醣之後，多餘的葡萄糖就在肝臟，經過脂質新生（de novo lipogenesis）的路徑，變成了脂質（主要是及低密度脂蛋白VLDL），VLDL運出肝臟，就被脂肪細胞吸收，轉化成脂肪儲存。

所以，**想要減肥的人，一定要減少澱粉的攝取量，配合正常的作息時間，其中包括至少十二至十六小時的禁食時間**（例如晚餐七點鐘後不進食，第二天早上七點鐘才吃早餐，那就有十二小時的禁食了），讓肝醣有機會消耗，你才有可能動員脂肪儲存的能源，達到瘦身的效果。

糖尿病人的代謝狀況與一般人不同，疾病發生時間越久的，對於攝入澱粉類食物後的血糖與胰島素調節能力越差，**如果正在接受口服降血糖藥物治療，甚至在打胰島素的話，更是一定要先請教醫師。如果貿然停止醣類食物的攝取，而沒有配合藥物的調整，很可能立即發生低血糖，反而可能有嚴重後果。**

Q8 除了遵守211飲食法，可以再搭配什麼運動更有效果？

如同本書第88頁所說，運動不需要過度強調強度或形式，安全、簡單、有效才是重點，絕對不要造成運動傷害。注意！飲食才是體重控制的主角，運動只是加強與輔助飲食的效果，千萬不要劃錯重點。

●站立抬腿

是一種非常簡單的運動，任何時候都可以做，你可以把抬腿當成運動的主體，也可當成暖身，看似簡單無趣，但是安全有效。

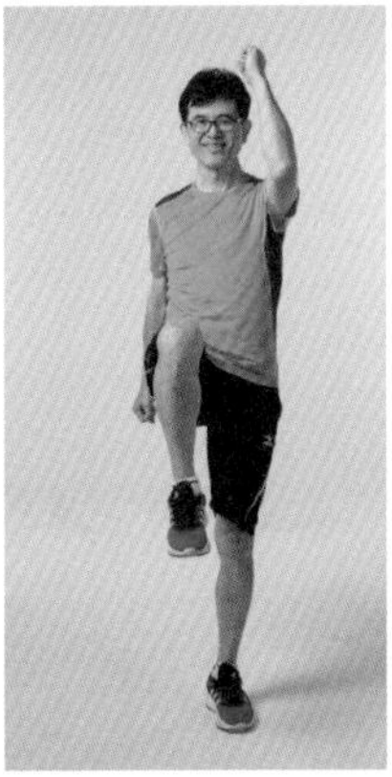

●徒手身體重量訓練

這是最經濟有效的，例如半蹲、深蹲、仰臥起坐、伏地挺身，看似古板單調，但絕對有效。

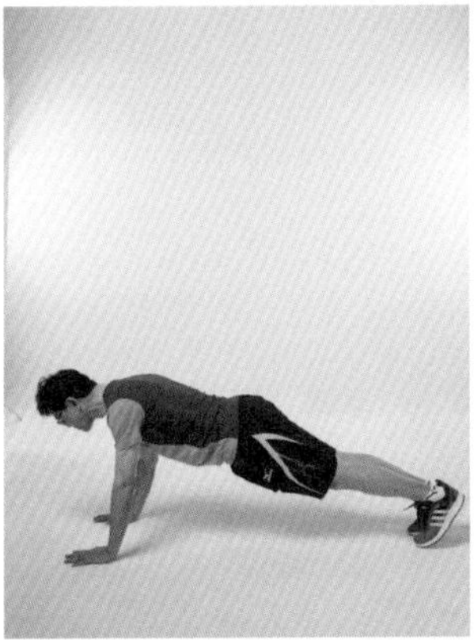

●固定式腳踏車

如果想要用工具輔助，則固定式腳踏車是我最推薦的一種有氧運動，對心肺功能非常好。放在家裡，比跑步機省空間，發出的噪音小，比較不會影響家人或鄰居的安寧。而且對於膝蓋的衝擊比跑步小，非常適合膝蓋不舒服的人。固定式腳踏車不受天氣影響，不需要像游泳或球類運動一樣準備很多裝備、器具，非常適合在家裡執行。

網路上有很多腳踏車的訓練影片，國語、英語都有，十五、二十、三十、四十五、六十分鐘各種各類強度與耐力的訓練示範都可以找得到，一邊聽影帶播放的音樂，一邊跟著線上教練變換速度與強度，效果棒得不得了。

一對適當重量的啞鈴

如果你曾經上過健身房教練的重訓課程，那麼家裡準備一對適當重量的啞鈴，也是一個不錯的主意，隨時可以拿來練習。但是一定要注意安全，不要過度訓練，否則容易造成運動傷害。

再次強調，飲食才是體重控制的重點，運動首要避免傷害，形式不是最重要的，有「動」就好。

想要練就一身健美大塊的肌肉，還是要找專業教練，那不是２１１的目標。

Q9 遇到減重停滯期怎麼辦？

減重過程，幾乎每個人都會遇到停滯、卡關的時候。這時候一定要檢討飲食內容，更嚴格地掌握211飲食原則，做好飲食記錄，以便檢驗，包括零食、點心、飲料等，魔鬼很可能就在這些細節裡。也可以上網比對一下食材分類，看看有沒有吃錯東西。

第一個要檢視的是水分。

水真的是減重的祕密武器，我建議**男生一天可以喝到六千cc，女生四千cc**，注意鹽分的補充。**水裡面加一些檸檬或醋**（蘋果醋或任何一種醋，自行調整適當酸度），**有助於胰島素的敏感度，減少胰島素的分泌，也就減少脂肪的生成**。

遇到停滯期一定要有耐心，體重控制的學說有一個「定點理論」，就是說腦袋裡面有一個體重感知系統，會企圖把體重維持在某一個定點。

遇到減重停滯期，就是飲食法與腦袋的定點機制拉鋸的時候，如果你放棄了，體重就永遠下不去了。

所以，**堅持211，多喝水、嚴格限制醣分、保障適量的蛋白質、充分的運動、充足的睡眠，一定能夠度過**。

Q10 關於生酮飲食與２１１飲食法的比較？

生酮飲食這幾年大行其道，的確有其道理。我自己也採行了一段時間，覺得減重效果非常好。如果配搭間歇性斷食，效果更明顯。

但是請特別注意，**如果你有糖尿病，請務必小心**。

我有一位年輕的糖尿病人，執行生酮飲食，短短三天，就發生頭痛、噁心等全身不適現象，驗血驗尿，發現血糖從原來二百五十降到了一百三十，但是尿酮從原來陰性變成了三價強陽性，緊急輸液治療才穩定下來。

另一位第一型糖尿病的老病人，我建議他減低澱粉量，結果血糖變得極低，然後我就建議他減低胰島素，本來看起來控制得都還不錯，沒想到他卻感冒了，一個簡單的病毒感染，他的血醣就飆到接近三百，接下來居然就發生了酮酸中毒，住進了加護病房。

看過這兩個案例之後，我更加肯定２１１均衡餐盤的好處。

２１１飲食法符合營養學的理論，兼顧巨量營養素與微量營養素的攝取。若要計算熱量，２１１餐盤也絕對不會超過一般減重理論建議的熱量平衡。

從演化的證據來看，人類本來就是雜食性動物，牙齒的結構、消化道的長度、消化酵素的種類，都顯示我們可以、也應該攝取蔬菜、肉類、澱粉等各種食物。

均衡攝取各種食材，在生活中也比較容易，而且在五穀類這一格保留了相當大的彈性，讓你可以調整澱粉與蛋白質的比例。

再次強調，**生酮飲食**是一種有效的減肥飲食法，但也是一種極端的飲食法，**並不適合所有人**。但是**２１１飲食法，任何人都可以採用**。

至於是否每個人都可以用２１１達到減重的效果，那就看個人的執行力，２１１只是一個大原則，比例是活的，適度調整配比，終究會得到你要的效果。

Dr. Me 健康系列 155Y

終生瘦用 211 全平衡瘦身法【暢銷增訂版】

作　　者／宋晏仁、梁惠雯
選　　書／林小鈴
責任編輯／潘玉女

行銷經理／王維君
業務經理／羅越華
副總編輯／潘玉女
總 編 輯／林小鈴
發 行 人／何飛鵬
出　　版／原水文化
台北市南港區昆陽街 16 號 4 樓
電話：（02）2500-7008　傳真：（02）2502-7676
E-mail：H2O@cite.com.tw 部落格：http://citeh2o.pixnet.net/blog/
發　　行／英屬蓋曼群島商家庭傳媒股份有限公司城邦分公司
台北市南港區昆陽街 16 號 8 樓
書虫客服服務專線：02-25007718；25007719
24 小時傳真專線：02-25001990；25001991
服務時間：週一至週五上午 09:30 ～ 12:00；下午 13:30 ～ 17:00
讀者服務信箱：service@readingclub.com.tw
劃撥帳號／19863813；戶名：書虫股份有限公司
香港發行／城邦（香港）出版集團有限公司
香港九龍土瓜灣土瓜灣道 86 號順聯工業大廈 6 樓 A 室
電話：(852)2508-6231　傳真：(852)2578-9337
電郵：hkcite@biznetvigator.com
馬新發行／城邦（馬新）出版集團
41, Jalan Radin Anum, Bandar Baru Sri Petaling,
57000 Kuala Lumpur, Malaysia.
電話：(603) 90578822　傳真：(603) 90576622
電郵：cite@cite.com.my

藝術總監／陳栩椿
美術設計／劉麗雪
內頁繪圖／黃建中
攝　　影／子宇影像工作室 徐榕志
製版印刷／卡樂彩色製版印刷有限公司
初　　版／2017 年 4 月 6 日　**初版 12.8 刷**／2019 年 5 月 7 日
增訂一版／2019 年 5 月 23 日　**增訂一版 32.5 刷**／2024 年 07 月 4 日
定　　價／450 元
I S B N／978-986-94517-1-0
E A N／471-770-290-665-8

國家圖書館出版品預行編目資料

終生瘦用 211 全平衡瘦身法 / 宋晏仁, 梁惠雯著 . -- 初版 . -- 臺北市 : 原水文化出版 : 家庭傳媒城邦分公司發行, 2017.04
面；　公分 . -- (Dr.Me 健康系列；155)
ISBN 978-986-94517-1-0(平裝)

1. 減重 2. 健康飲食

411.94　　106003349